平凡社新書
969

ドイツの自然療法
水治療・断食・サナトリウム

森貴史
MORI TAKASHI

HEIBONSHA

ドイツの自然療法●目次

はじめに………7

第一章　自然療法成立の背景と先駆者たち………17

第二章　自然療法の基本としての水治療法………33

第三章　菜食主義と断食療法………71

はじめに

自然療法の発想

本書をお手に取っていただいている読者諸氏に、筆者が最初にお願いしたいのは、まずはわれわれが経験的に知っている近代医学の常識をとりあえず忘却していただくことである。

そうしないと、自然療法というものがすべて非科学的でいかがわしく映ってしまうからである。

それほどまでに、自然療法の発想は、日本でなじみの近代医学とかけ離れているといえるだろう。自然療法を知るということは、人体に関する新しい科学や思想に触れるというくらいに認識してくだされば、本書の内容を充分にお楽しみいただけると思われる。

さて、二〇二〇年四月七日、新型コロナウイルス感染拡大を防止するために、緊急事態宣言が発せられて、不要不急の外出を控える生活がはじまった。この間の健康維持に関して、さまざまなメディアが昼間の散歩、適度な運動、規則正しい生活などを推奨していたように思う。

健康のために、こうした生活習慣が必要とされたわけだが、じつはそのような健康についての発想がヨーロッパに定着してきたのは、十九世紀中期ぐらいである。この発想こそは自然療法に起因するものなのだ。

現代では栄養学の視点から、一部の自然療法の正しさは証明されている。

たとえば、日光浴の必然性である。ビタミンDは通常、ふつうの食事摂取と日光に当たることで人間の皮膚で生成される微量栄養素である。カルシウム吸収をめぐる骨の健康に不可欠で、不足すると、壊血病、脚気《かっけ》、佝僂《くる》病、骨軟化症などを発病する原因となり、現代ではこれらの疾病はビタミン不足ゆえの障害によるものとされている。

イギリスの生化学者ジャック・セシル・ドラモンド（一八九一～一九五二）が柑橘系果実から壊血病を予防する成分を抽出することに成功し、これらの栄養素をビタミンと名づけたのは一九二〇年のことである。

ところが、それ以前に日光に当たることの重要さを訴える医療が前世紀から存在していた。それが自然療法なのだ。

いわゆる近代医学とは異なる発想と手段で治療する「自然療法」(Naturheilkunde) が十九世紀前半から頭角を現しはじめていた。この医療は、冷水浴、食餌療法、適度な運動、規則的な生活管理とともに、日光浴にも重きを置く発想である。

すなわちコロナ禍の時期にさいして、昼間の散歩、毎日の適度な運動、規則正しい生活習慣など、健康によいと推奨されたものの大半は、十九世紀前半の近代医学よりも、自然療法の発想にもとづいている。さらには平時においても、充分な効果が期待されるものなのは、いうまでもない。

自然療法とは

ところで、「自然療法」と聞いて、それがなにかを即座に具体的に答えられる人は日本にはそういないと思われる。

日本では、自然療法は「オルタナティブ医療」、「代替療法(治療)」という語でも知られており、「通常の医学にとってかわる医療」というくらいの意味である。

一部の人びとが知っている以外には、日本ではほぼ普及していない治療法であるうえに、一般的な医学界では非常に否定的であるからだ。

しかしながら、ドイツに行ってみると、事情がまったく異なる。

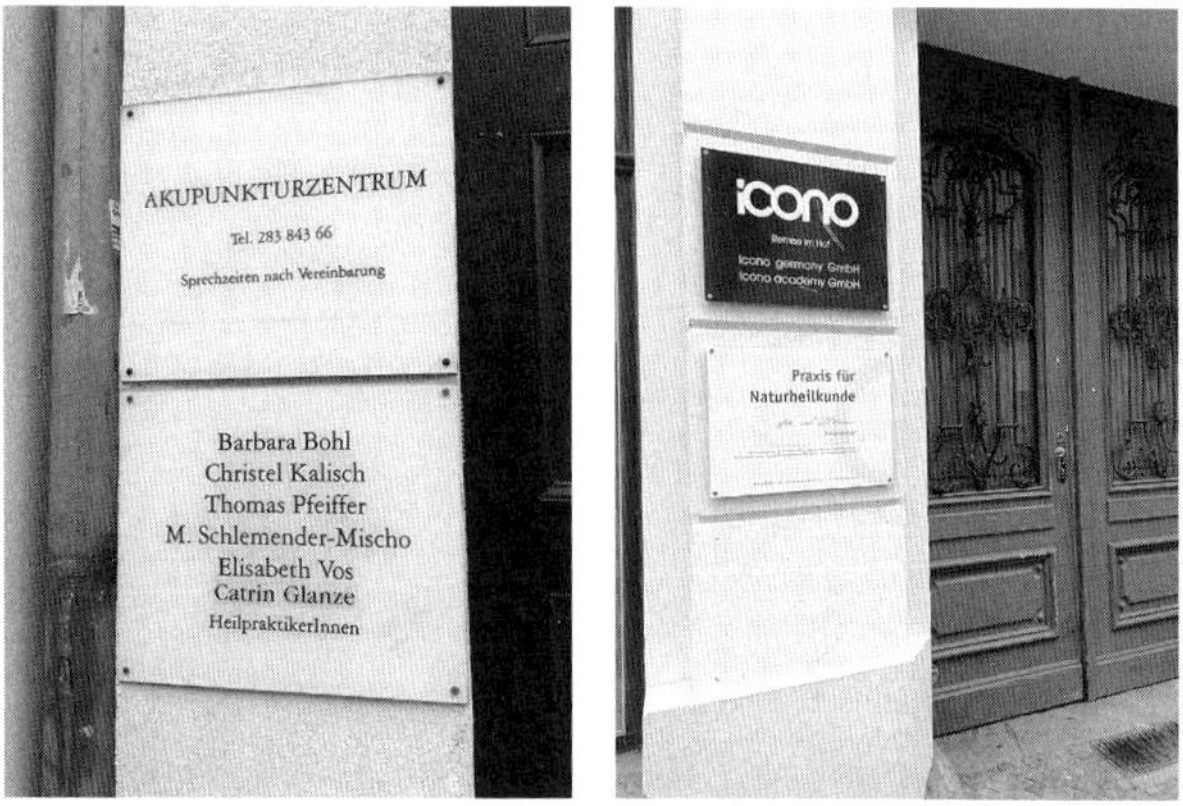

図1　ベルリン、トゥホルスキー通りの自然療法診療所（右）とリーニエン通りにある自然療法治療師たち（HeilpraktikerInnen）の名前が列挙された看板（2020年9月）

街中のいたるところで、「自然療法」（Naturheilkunde）と看板をかかげる診療所を眼にするのだ（図1）。現在もドイツ国内では、自然療法医を肩書とする医師たちは堂々と開業しているし、多くの患者たちをかかえている。

とはいえ、さきほど日本では自然療法があまり著名ではないと記したが、その片鱗や由来するものについては、日本でもけっして特殊ではない。

たとえば、二〇一九年のNHK大河ドラマ『いだてん』前半の主人公は、一九一二年のストックホルムオリンピックに日本人選手として初出場したマラソン選手の金栗《かなくり》四三《しそう》（一八九一～一九八三）で、「日本マラソンの父」と呼ばれる人物である。

劇中でよく眼にしたのが、中村勘九郎が演じるところの金栗が毎朝、ふんどし一丁で奇声を発しながら、冷水を浴びるシーンである。

俗にいう「冷水浴」だが、れっきとした自然療法なのだ。

たとえば、フォルカー・シュミーデル、マティアス・アウグスティン編纂の『自然療法の手引き』（第七版、二〇一七年）という一二〇〇ページを超える自然療法全般を網羅する事典的なハンドブックには、その概略、実践方法、効用が詳述されている。

この一冊本の百科事典をひもとくと、第二章「自然療法の診断・治療法」の項目に「水治療法・温熱療法」がある。そのなかの「水浴」では、「冷水浴は軽い刺激療法として朝におこなわれるのが好ましい（冷たい刺激は体温の日周リズムゆえに晩よりも朝のほうが強く作用する）」と記されているのだ。

すなわち、現在の自然療法においても、冷水浴は朝に実践するほうが高い効能をもつ刺激療法として位置づけられている。

金栗四三が冷水浴をおこなっていたのは事実であるようだが、ドラマ『いだてん』の劇中からは、明治末期の日本には冷水浴が伝わっていたという設定であることがうかがえる。

なお、おなじくこの大河ドラマの登場人物には、金栗が入学する東京高等師範学校の教授で、杉本哲太が演じる永井道明《どうめい》（一八六九〜一九五〇）がいる。同校を卒業後に、文部省の依頼で欧米を巡歴し、諸国の体育事情を調査してきた人物で、帰国後に母校の教職に着任して、スウェーデン体操や「肋木《ろくぼく》」というその独特の体操器具の普及に寄与した。

このスウェーデン体操とは、もともとペール・ヘンリク・リング（一七七六〜一八三九）が十九世紀初頭に新しい体操体系として考案したものだが、そのなかに、「スウェディッシュ・マッサージ」もふくまれていた。これは「クラシックマッサージ」とも呼ばれており、その名のとおり、近代的マッサージの基本となった。マッサージもまた、自然療法のひとつなのだ。

前述の『自然療法の手引き』第二章にも、「マッサージセラピー」という項目で掲載されている。「身体の治療方法としてのマッサージセラピーは、身体に対する活発な効果を生じさせ、患者の安静位で施術される処置である。身体組織の状態に応じて機械的な刺激をあたえる、特定の握りかたや指使いが使用される」と定義されている。

「学校医学」との対立

自然療法と対立する医学が、ドイツ語でいうところの「学校医学」（Schulemedizin）である。われわれにもなじみ深い、明治維新以降に日本にも導入された、いわゆる近代医学のことだ。大学の医学部で研鑽を積み、学位を取得し、国家試験に合格するという制度を経由することで、医師となるのが「学校医学」の医師ということになる。

現在、日本で自然療法そのものが知られていないのは、明治時代に「学校医学」のみが日本に導入されたことによる。それゆえ、現在も日本の諸医学会は、自然療法に対して否定的な見解を維持している。

この対立の原因のひとつは、人間の身体に対する思想が根本的に異なっていることである。

自然療法にとって、人体はひとつの有機体全体であって、身体の各部分はそれぞれと不分離につながっている。そのために、不調が身体のどの部分に生じても、身体全体を不調にしてしまうという発想である。自然療法は、病気の兆候を示す人体の一部分だけではなく、身体全体が治療対象なのだ。おなじく身体、魂、精神も相互依存しているゆえに、精神と魂の不調もまた、身体的な不調の原因となる。

自然療法を特徴づけるもうひとつの思想は、いわゆる身体の自己治癒力に大きな信頼を置くことである。人間の生命力には、人体内部を調和させるために、身体の調子を整えて、抵抗力を発揮する力、すなわち自己治癒力があるという発想である。それゆえに、自然療法では、この自己治癒力を覚醒させるために、刺激をあたえるのが治療の一環であった。

つまるところ、冷水浴やマッサージを治療として習慣的におこなうのは、人体にもともとそなわっている自己治癒力を喚起するためなのである。

とはいえ、効果が顕現するメカニズムが不詳であるために、「学校医学」と自然療法との対立は生じてきた。

たしかに、いかがわしいエセ自然療法医も存在したことは明らかであり、またかれらの多くがいわゆる高等教育を受けていなかったのも事実である。

それゆえ、「学校医学」の医師たちが自然療法医を訴えることはざらにあった。

この種の裁判で最大のものは、一八九一年にドイツ語圏の自然療法協会に所属している総勢二三一名の自然療法医が訴えられた事件であった。かれらのなかには、五八名もの認可された自然療法医がいたにもかかわらずである。

ゼバスティアン・クナイプにかぎらず、ルーイ・クーネなどたいていの有名な自然療法医は、裁判所への出廷を余儀なくされた。

残念ながら、現代にあっても、こうした自然療法と近代医学の対立は、日本においても解消されていない状況である。

「学校医学」は患部のみを局所的に処置する発想なのだが、自然療法は人体全体をひとつの有機体とみなしているために、疾病の原因を総合的に考えて、さまざまな方法で覚醒させた体内の自己治癒力で回復させるという思想なのである。

だからこそ、自然療法には現代からみれば、極端な治療法だと思われるものも少なくない。裸体での空気浴、日光浴、冷水浴、泥土浴、マッサージ、菜食主義、禁酒・禁煙、コーヒー・紅茶などの嗜好物の摂取禁止などがすぐに列挙されるが、けっしてそれぞれが個別に専門的に施術されることはない。たとえば第一章で紹介する、ホメオパシーの創始者として知られるザムエル・ハーネマンもまた、食餌療法の効能を高く評価している。たいていのばあい、自然療法を施術するサナトリウム（療養施設）では、これらの方法をそれぞれ組み合わせておこなわれる。

「自然に即した生活様式」

この自然療法のテーゼであり、同時代の中心的な思想を表すことばが「自然に即した生活様式」（naturgemäßige Lebensweise）である。naturgemäßig という形容詞は「自然にしたがった」、「自然にかなった」などの意で、Lebensweise は「生きかた」、「暮らしぶり」などをいう。

無節制な生活態度、暴飲暴食、コーヒー、紅茶、アルコールなどの嗜好物摂取などは、「自然に即した」生活様式とは判断されない。

たとえば、鉄血宰相として名高いオットー・フォン・ビスマルクはドイツ第二帝国を建設し、普仏戦争を勝利に導くなど十九世紀後半のドイツの隆盛を築いた政治家である。このビスマルクの持病を改善し、寿命を一〇年延ばしたといわれるのが、ミュンヒェンの自然療法医エルンスト・シュヴェーニンガーである（第七章参照）。

かれはビスマルクの放縦な生活習慣をあらため、毎日の適切な運動をふくめた、衣食住に関する適切な生活様式を実践することで、健康を回復させたのだった。こうした生きかたこそが、「自然に即した」生活のありかたなのである。

本書は代表的な自然療法とその医師たちのほか、社会的背景とともに多くのエピソードを交えながら、自然療法をめぐる文化史を紹介するものである。

とはいえ、自然療法の効能については、ことに日本では明確に証明されていない現状であることは、ここで注記しておきたい。

第一章　自然療法成立の背景と先駆者たち

近代の自然療法とは

自然療法の誕生時期については、歴史区分や考えかたによって諸説あると思われる。自然療法の起源は元来、民間療法の経験知に由来している。たとえば、もっと簡単に説明がつくような単純な治療に使われる、昔から伝わる「知恵」のようなものであった。

一般的には、十九世紀前半にヴィンツェンツ・プリースニッツ（一七九九～一八五一）とヨハン（またはヨハネス）・シュロート（一七九八～一八五六）という、当時のオーストリア領シュレージエンの農民階層出身のふたりが独自の治療によって脚光を浴びたことを、近代的な自然療法の嚆矢《こうし》とするようである。それゆえ、十九世紀中期には「自然療法」という概念が定着したとされている。

ところが、「学校医学」の医師たちがみずからが修得した近代医学の知識をすべて無視している自然療法になんら特別な意義を認めようとはしなかったのも、当然である。

そもそも、「学校医学」の近代性そのものに、自然療法が好まれた複雑な理由があった。

十九世紀は、自然科学と技術の発展による工業化が進み、都市化と大量消費時代をむかえたために、社会生活のありかたが激変していった時代である。そうした社会の変化を衰退とみなした人びとにとって、自然療法の登場は近代の発展を否定する妥当な回答だと思われたのだった。

近代文明の発展を否定する一方で、後述する「自然に即した生活様式」へ回帰しようとする人びとが自然療法を支持したのである。それゆえに、病気とは、近代化による生活環境の悪化が招来した結果だという論理なのだ。

文明化してしまった人間はこれらの悪弊と戦うために、肉食を排した菜食養生、運動、日光・空気浴、マッサージなどの「自然」による刺激が必要だと考えられた。すなわち、自然療法こそが、近代文明から生じた悪影響から回復するための「自然」の力を利用する治療法なのである。

ホメオパシーと減感作《げんかんさ》療法

とはいえ、現代においては、なぜ自然療法が当時のドイツ語圏の国々でこれほどもてはやされたのかが理解しにくい部分もあると思われる。科学的とはみなされないことも多い民間療法を信頼する現実的な根拠には、どんなものがあったのだろうか。

この問題については、近代ドイツ医療社会史の服部伸《おさむ》氏の『ドイツ「素人医師」団――人に優しい西洋民間療法《ホメオパティー》』（講談社選書メチエ、一九九七年）に詳しい。自然療法のひとつとして名高いホメオパシー（ドイツ語に近い表記では「ホメオパティー」）を中心に記されている。

同種療法、類似療法とも呼ばれるホメオパシーであるが、そもそもは創始者クリスティアン・フリードリヒ・ザムエル・ハーネマン（一七五五〜一八四三、図1）による造語で、「類似」（homo）と「治療」（pathie）というギリシア語を合体させた語（Homöopathie）である。

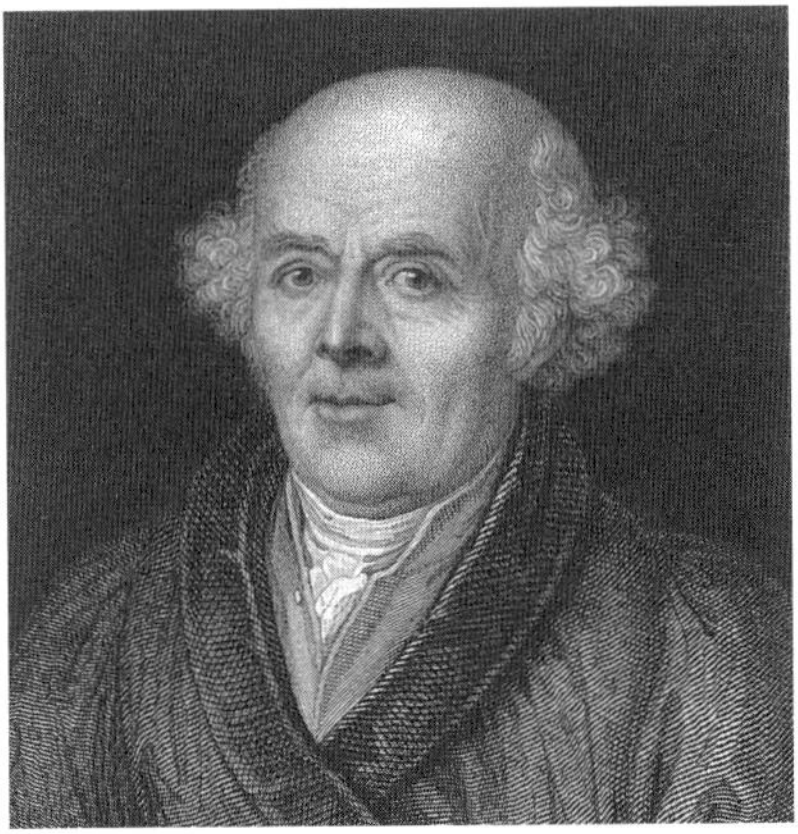

図1　ザムエル・ハーネマン

ホメオパシーは、病気の症状をもたらす原因となる物質（薬物）を少量ごとに、病気に罹患している人体に投与することで、体内の自然治癒力を増大させて、その病気を克服させるという発想の自然療法である。

たとえば、アレルギー性疾患の治療法である減感作療法も、ホメオパシーと同一の発想である。原因となる物質のアレルゲンを定期的にごく微量ずつ投与することで、身体を慣らし免疫をもたせて、過敏反応が発生しないようにするのだ。

天然痘予防の種痘などの予防接種もまた、ホメオパシーと同様の発想といえる。

製薬会社バイエルのアンケート調査によると、一九三八年の時点でホメオパシーを利用している人びとはドイツ人口の一〇・四％にもいたったという。一〇人にひとりは確実にホメオパシーを実践していたことになるのだが、二十世紀前半にはそれほど普及していた自然療法であった。

自然療法が信頼された背景

さて、欧米では有名な治療法、ホメオパシーが定着した理由は、先に挙げた服部氏『ドイツ「素人医師」団』の記述では、以下のようになっている。

明白な事実として、「学校医学」をおさめた医師の治療ではほとんど改善されなかった症状が、患者がみずからホメオパシーの治療を試すと、全快あるいは軽減されたという体験談や報告が非常に多く残されている。すなわち、ほんとうに治癒した人びとがたくさん存在していたという事実である。

また、「学校医学」と比較したばあいに、なんといっても、ホメオパシーの治療費はきわめて安価だった。

以上の二点については、ホメオパシーを自然療法一般と置き換えても、それほど差しさわりはないだろう。

地理的な条件と医師の高い身分も原因にあげられる。たとえば農村部では交通手段が未発達であることも多く、近隣の都市に居住する「学校医学」の医師の往診を期待できなかった。教養市民として高い地位にある医師たちは都市部に住むことを好んだために、農村部では医師そのものが不足していた。それゆえ、こうした農村部では「素人医師」たちの自然療法が重宝されたのも、道理である。

さらにいえるのは、十九世紀後半に細菌学や衛生学などの分野で高度な発達をとげる「学校医学」だが、それがかならずしも最善の治療法を提供できたわけではなく、副作用がかえって症状を悪化させることも少なくなかった。しかも、それを医師たちは自覚せずに、最善最良だと信じていたのも、「学校医学」側の最大の誤《ご》謬《びゅう》だった。

したがって、自然療法の効能を実感した人びと、安価な治療費、農村部での医師不足、「学校医学」の不完全さなどが、自然療法が隆盛した背景にあげられるだろう。

とはいえ、近代医学からの批判は、現在でも少なくはない。治療のメカニズムが解明されていないからである。しかしながら、そのメカニズムが明白でなくても、その効果が確認できる治療法であるのが自然療法といえるだろう。

たとえば、われわれになじみ深い東洋医学がそうである。近代医学の薬剤では治らない持病が漢方薬で改善されることもあるのだ。患者や快癒した人びとにとっては、「学校医学」だろうと、自然療法だろうと関係はない。治療のメカニズムなど不明であっても、効果が確認できて、治療が進んだという事実こそがすべてであろうから。

三人の先駆者たち

近代的な自然療法において、その先駆者として概して位置づけられるのが、古代ギリシアの医師ヒポクラテス（紀元前四六〇?〜前三七〇?）、中世の錬金術師でもある医師パラケルスス（一四九三〜一五四一）、近代ドイツの名医クリストフ・ヴィルヘルム・フーフェラント（一七六二〜一八三六）である。

興味深いのは、この三人が近代医学、つまり「学校医学」からもやはり重要な人物とされていることだ。この点で、自然療法と「学校医学」はやはり医学の表裏一体にして同根であるように思われる。

医学の父ヒポクラテス

ヒポクラテスは、四体液論（四体液病理説ともいう）、すなわち病気の原因を血液、粘液、黄胆液、黒胆液という四種の体液の量的なバランスが乱れることにあるとした。また、そこから生じた悪性の体液は、嘔吐、下痢、排尿、発汗、出血、化膿などで排出されると考えた。

それゆえ中世以降、この悪性体液を抜き取る瀉血《しゃけつ》が効果的な治療法として普及するのだが、後世からは悪名高き瀉血は、十九世紀中葉になってようやく、無意味であることが認識されるようになった。

ヒポクラテスよりも約六〇〇年後のガレノス（一二九?～一九九?）は古代医学のもうひとりの巨人だが、病理学的にはヒポクラテスの四体液論を継承していて、その結果、中世をつうじて近代にいたるまで、この四体液論がヨーロッパの医学界を支配しつづけるのである。

水治療法のパイオニアとされる十九世紀前半のヴィンツェンツ・プリースニッツもまた、病理学的にはこの四体液論にもとづいていた。

ところで、名医の心得と医道を説いた「ヒポクラテスの誓い」の有効性は、現代においても失われていない。

古代ギリシアにかぎらず、古今東西をつうじて最も偉大な医師、それも臨床医であったとされているところに、「医学の父」と呼ばれるかれの偉大さがある。つまり、父親も医師であったヒポクラテスは、患者に接して診察や治療をおこなったゆえであり、健康と病気を科学的に観察して、医術を魔術から切り離したからだ。

そのさいには、適切な食事、新鮮な空気、生活リズムの調整、規則正しい睡眠・休息・運動、マッサージ、水浴を推奨した。薬剤も最低限のものしか使用しなかった。

くわえて、人間の身体には病気のさいに健康を回復しようとする自然の力「ピュシス」があって、医者はそれを助けるのが仕事だと、かれは考えていた。当時の未熟な外科や薬剤知識にかんがみると、自然な治癒を期待するというかれの方法論はきわめて有効であった。

のちの自然療法がおこなったのと同様の治療法を施術していたヒポクラテスは、それゆえに自然療法医からも偉大な先駆者と称えられるのである。

医師としてのパラケルスス

宗教改革期の錬金術師として名高いパラケルススは生涯にわたって、ヨーロッパ全土を遊歴し、診察行為をおこなった。一五二七年にバーゼル大学で医学を講じ、医者も開業していたが、「医学のルター」と呼ばれたほど過激だと認識された言動のために、大学を追われた。それ以降、著述と治療をつづける放浪ののち、一五四一年、ザルツブルクで病没した。

かれが残した著作は二〇〇点以上、現代でも版を重ねているものもある。

「パラケルスス」とは、ローマの名医で大学者のアウルス・コルネリウス・ケルスス（生没年未詳）を凌駕するという意味のふたつ名である。

本名はフィリップス・アウレオルス・テオフラストゥス・ボンバストス・フォン・ホーエンハイムという。大人気マンガの荒川弘《ひろむ》『鋼の錬金術師』（二〇〇一〜一〇年）に登場する主人公兄弟の父親ホーエンハイムは、おそらくこの本名から取られている。

錬金術師として知られるパラケルススは、占星術や錬金術から完全に離脱していたわけではないが、かれもまた、ヒポクラテスとおなじく、疾病を自然の現象として観察と実験に依拠する臨床的な医学思想を提唱した。

それゆえ、一方ではおなじくヒポクラテスに発する四体液説を基礎に置いた、当時の大学での医学研究を無意味なものとみなし、悪性体液を瀉血や瀉下《しゃげ》薬投与によって除く治療を批判していた。

パラケルススの自然療法的な思考としては、人体には生命活動を発生させる力があるとして、それを「アルケウス」と呼び、たとえば、肺のアルケウスは空気を栄養物の一種として吸収すると考えた。

ところで、自然療法は薬剤使用を嫌う傾向があるが、パラケルススは薬草、鉱泉、鉱物性薬剤には一定の評価をおこなっており、化学療法への道を開拓したといわれている。かれの死後に刊行された『鉱夫病』（一五六七年）は、特定の職業病に関する最初の著作である。

フーフェラントの『長寿学』

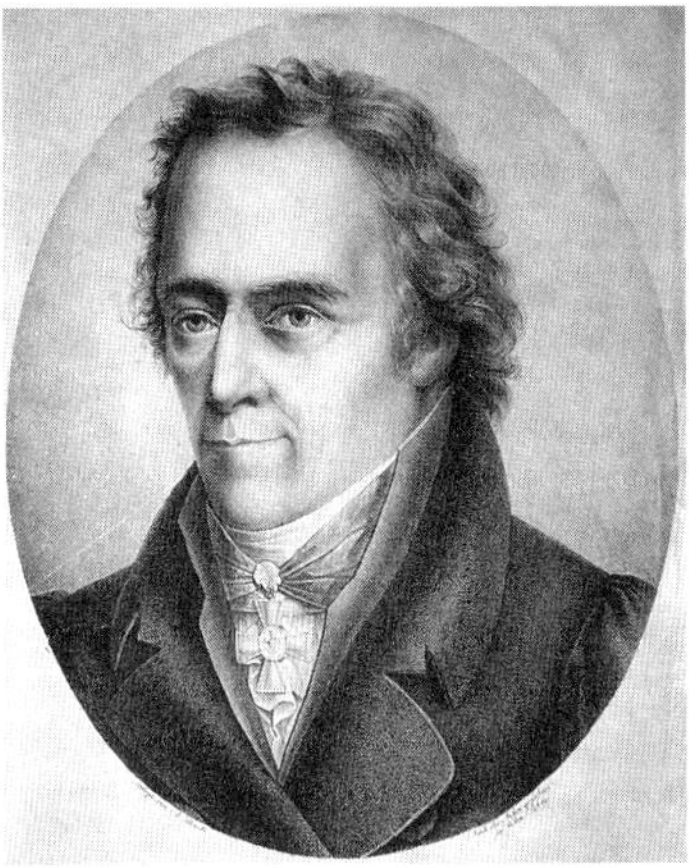

図2　クリストフ・ヴィルヘルム・フーフェラント

ドイツ近代医学の創始者かつ指導者であったクリストフ・ヴィルヘルム・フーフェラント（図2）は、十八世紀末から十九世紀中期にかけてのおそらく最高の名医であった。江戸時代末期の蘭学者たちからは「扶氏《ふし》」、「扶子《ふし》」の尊称で呼ばれており、かれの代表的著作『医学ハンドブック』は、緒方洪庵《おがたこうあん》らによってオランダ語版から『扶氏経験遺訓』として翻訳されたりしているほどで、日本でも早くから知られていた。

じつはこの稀代の名医フーフェラントは、自然療法医たちからも先駆者のひとりに位置づけられている。かれがイェーナ大学教授時代の一七九六年に初版を上梓した『長寿学』には、自然療法的な発想が散在している。『長寿学』（*Makrobiotik*）というタイトルは、増補第三版で改題されたさいのものだ。

このことばは、最近の日本では「マクロビ」と略されることが多い。「マクロビオティック」とは、穀物や野菜を主体とする「健康食」というくらいの意味で使用されている。フーフェラントは十九世紀中期に台頭してきた自然療法に影響をあたえるところが多かった人物ゆえに、その生涯についても少し記しておく。

かれの祖父と父も、臨床医という医者家系である。その父がヴァイマル大公家の侍医であったときには、少年フーフェラントはヨハン・ヴォルフガング・フォン・ゲーテと邂逅《かいこう》し、親しく交流した。

ゲッティンゲン大学で医学博士の学位を取得したかれはヴァイマルに戻り、父の仕事を継いだものの、その後一〇年間、ヨーロッパ各国の病院を遊学して見識を高めた。

父が死去した一七八七年には正式にヴァイマル大公の侍医となり、さらに一七九三年にイェーナ大学内科学名誉正教授に就任した。フリードリヒ・フォン・シラーは同時期、この大学の歴史学教授であり、すなわちフーフェラントの同僚にして患者でもあったことになる。

一八〇〇年には、プロイセン国王侍医、軍医学校校長、シャリテ病院医長としてベルリンに招聘された。ところが、一八〇六年にナポレオンの侵攻がはじまると、ベルリンを脱出した国王一家とともに流浪する。フーフェラントが国王たちとベルリンに戻り、枢密顧問官となったのは一八〇九年末のことである。翌一八一〇年のベルリン大学開学と同時に内科学教授にして初代医学部長に任ぜられた。

一八三〇年にはほぼ視力を失っていたフーフェラントだが、筆を折ることはなく、その著作や論文は生涯で四〇〇点を超えた。一八三六年八月下旬に前立腺肥大によって七四歳で死去している。

フーフェラントが自然療法医たちから祖として尊崇を集めるのは、その医療思想にある。たとえば、『長寿学』（一七九六年）第一部第一講での先史解説では、ヒポクラテスおよび同時代の哲学者や医師たちは、節制、野外での清澄な空気の吸引、入浴、マッサージ、鍛錬のみを治療手段としており、そのさいに身体の鍛錬としての体操が案出されたとして、身体と精神の鍛練を重視していたと記している。これだけでも、自然療法の発想と酷似しているのがよくわかるだろう。

第二講では、光、熱、清純な空気と水が生命力の栄養にして維持手段であって、真実にして固有のものであるという主張も、自然療法医たちが自然の力そのものが生命力をあたえてくれるとする考えかたにとても類似しているのだ。

これと同様に、第八講では、自然がもたらす良質な修復力と治癒力が人間にはそなわっていて、それが生命の保全手段であると述べている。

さらに興味深いのは、第二部第一章第三話では、ワイン、コーヒー、タバコなどの嗜好品の濫用を注意したり、同第六話では、食べ過ぎ・飲み過ぎなどの不節制はもちろん、入念過ぎる調理法も生命の大敵で、寿命を縮める最も好ましくない発明としている。

第二部第二章第九話で田園生活を推奨するのは、清澄かつ健全な空気、単純かつ簡素な食事、屋外での日々の元気な運動、生活全般の規則正しさ、けがれない自然の見晴らし、心の平穏と快活さといった生命修復機能の源泉があるという理由からである。

フーフェラントのこれらの考えかたは、後述する自然療法医たちの医療思想とかなり類似しているのはまちがいない。

かれらがフーフェラントを自然療法医の祖として称賛するのは、フーフェラントが「学校医学」の大家でもあるからだ。フーフェラントを信奉することで、「学校医学」においても、自然療法の正当性を根拠づけようとしているようにも思われる。

また、かれは最後の「総合医」としても位置づけられている。つまり、「専門医」（スペシャリスト）ではなく、横断的・包括的に、いわばなんでも診療する「総合医」（ジェネラリスト）であって、近代医学が専門化し、分化していく以前の最後の「総合医」という意味である。

第二章　自然療法の基本としての水治療法

水治療法の起源

自然療法の第一のものとして、水治療法（Hydrotherapie）の紹介からはじめたい。というのも、水治療法はなんといっても、自然療法のなかでも最も特徴的な治療法だからである。

多くの自然療法医は水治療法を基本的要素にして、菜食主義の食餌療法や運動・体操などと複合的に施術することが一般的であった。

水治療法は固体、液体、蒸気での水を使用しておこなう自然療法で、治療のほかにも、予防や病気からのリハビリテーションを目的とした施術がなされるものである。

自然療法の発想は古代にまで遡行《そこう》できるものが多いのだが、水治療法もおなじく、古代のエジプトやギリシアに起源を求められる。たとえば、鉱泉療法、湯治《とうじ》は最古の自然療法であった。

菜食主義を弟子たちに推奨したピタゴラスがエジプト人やギリシア人の冷水浴療法をおこなっていたほか、医師ヒポクラテスは冷水および温水の湿布や蒸気浴で施術していたとされる。また詩人アスクレピアデスも冷水浴を用いていたという。

ローマ人たちの温泉文化は広く知られているところだが、健康管理や療養を目的のひとつとしていた。

　中世で好まれたのは、温水浴、サウナ風の熱気浴、蒸気浴である。

　いわゆる近代的な浴場が誕生したのは十八世紀になってのことだが、この世紀にドイツの水治療法を確立したとされるのが、シュヴァイトニッツ（現ポーランドのシュフィドニツァ）の医師ジークムント・ハーン（一六六四〜一七四二）とその息子ヨハン・ジークムント・ハーン（一六九六〜一七七三）である。「水のハーン親子」（Wasserhähne）と呼ばれたこの親子は冷水浴を理論化して、予防と治療に用いた。

　ちなみに、息子のヨハン・ジークムントは、プロイセンのフリードリヒ大王の侍医ヨハン・クリスティアン・アントン・テーデン（一七一四〜九七）の師でもあった。

水治療法の伝道師エルテル

　十九世紀前半に水治療法の可能性を研究し、これを庶民の治療法として普及につとめた、オイハリウス・フェルディナント・クリスティアン・エルテル（一七六五〜一八五〇）の名をあげておきたい。

　同時代の水治療法の成功者プリースニッツよりも三四歳年長のエルテルは、当代一の名医と名高いクリストフ・ヴィルヘルム・フーフェラントの同時代人で、ニュルンベルクの南西四〇キロの位置にある都市アンスバッハのギムナジウム教授であった。

エアランゲン大学の学生時代に、十八世紀前半に活躍したオランダ、ライデン大学の医学部教授で植物学者のヘルマン・ブールハーフェ（一六六八〜一七三八）に関する講義を聴講して、冷水治療法に関心をもったのが、エルテルの自然療法研究の端緒である。

かれはみずからこれを試した。規則的に大量の冷水を飲み、夏には野外で水浴し、冬には毎日、頭から冷水をかぶったのちに、両手で冷水をすりこんで、身体を日にさらしたのである。

一八〇四年にはヨハン・ジークムント・ハーンの著作を購入して研究し、定期的な水治療法の効果を確信するにいたった。また、エルテルは古典語がよく読めたので、古代ギリシア・ローマ時代の文献を読み、ヒポクラテス、ガレノス、ケルスス、アウレリアヌスなど古代の医者たちの著作にも眼をとおした。

たとえばホメロスの『イリアス』の登場人物ヘクトル［アキレウスに敗れて死ぬ］（［　］は筆者注）が意識不明でくずおれたのち、冷水を浴びて、ふたたび我に返る場面を、スエトニウスの『ローマ皇帝伝』では、アウグストゥス帝が冷水によって肝炎から回復した記述を、ホラティウスからは、この詩人みずからが冷水浴で眼病を治療しているのを確認したのだ。

ついに一八二六年、エルテルは治療目的での冷水の使用に関する論文をラテン語で執筆して、ミュンヒェン大学、ベルリン大学、ハレ大学の医学部に送付する。ところが、かれの論文は評価されず、ベルリン大学のフーフェラントにはかれのジャーナルへの掲載を拒否されてしまう。

だが、エルテルはあきらめることなく、水治療法の有用性や成功例を論文や雑誌で出版しつづけた。「大学医学」は富める者たちのものであるのに対して、水治療法は庶民のものだという認識があったエルテルは、一八三二年に友人たちと「全ドイツ水治療法健康協会」を設立して、ベルリン、ブロンベルク、ドレスデン、カッセル、リューベック、ツィッタウに支部を置いた。

この活動が大きな影響力をもつようになると、一八三六年にエルテルはバイエルン王国から水治療法施設を創立する権利を承認された。しかしこのとき、かれはすでに七一歳、その夢がかなうことはなかった。

エルテルは次項に詳述するヴィンツェンツ・プリースニッツの水治療法にも関心をもって、一八三〇年にはじめて言及している。とりわけ、一八三四年に出版した『ヴィンツェンツ・プリースニッツ、あるいはドイツ全領邦国家政府に対する水治療法施設創設の提言』は、グレーフェンベルクにあるかれの水治療法サナトリウムをドイツ語圏に広範に知らしめることになった。

そして、エルテルは一八三六年七月にはバイエルン王国からグレーフェンベルクにプリースニッツを訪問し、現地でその水治療法を学んだ。七〇代になっても、エルテルは水治療法の探究をあきらめずに、三四歳年若のプリースニッツから学ぼうとしたのだ。

同時代の自然療法医としての名声はプリースニッツにおよばないエルテルだが、バイエルン王国政府から水治療法施設建設を認可されたほか、ドイツ最初の水治療法協会を設立したりと、水治療法の啓蒙と普及に大きく寄与したのだった。

司祭プリースニッツの〈奇跡〉の治療

ハーン親子の水治療法を独自に発展させたといえるのが、農夫であったヴィンツェンツ・プリースニッツ（一七九九〜一八五一）とカトリックのドミニコ会司祭ゼバスティアン・クナイプ（一八二一〜九七）である。前者は十九世紀前半、後者は十九世紀後半に活躍した水治療法医の双璧といえよう。

プリースニッツはとりわけ、水治療法によって、近代的な自然療法を世に知らしめた第一人者に位置づけられる。つまり後世の自然療法の歴史には、最初の成功した自然療法医として燦然《さんぜん》と登場するのが、この「水博士」こと、プリースニッツなのだ（図1）。

十八世紀末、かれはオーストリア領シュレージエン地方のグレーフェンベルク（現在、チェコ共和国のラーズニェ・イェセニーク）の農家に生まれた。独学で水治療法を研究し、自然療法として確立した人物である。空気浴、日光浴、毎日の運動、食餌療法と組み合わせた五〇種以上のヴァリエーションにおよぶ水治療法を開発した。

かれの水治療法の基礎になったのは、地元の農民たちの民間療法である。病気の馬に湿った布を巻いたうえに、乾いた布地を巻きつけ、発汗させて回復させる治療法が知られていたが、これをみずから試行することから、プリースニッツの研究がはじまるのである。

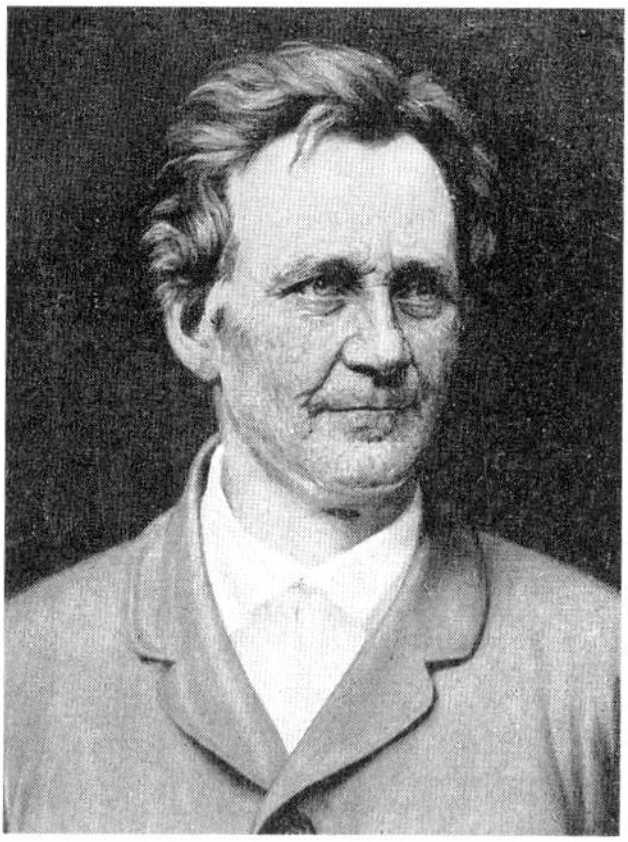
図1　ヴィンツェンツ・プリースニッツ

一七歳のときに落馬して肋骨二本を骨折した事故が水治療法確立の契機となった。医師からは見限られたにもかかわらず、プリースニッツは胸部に冷水で湿らせた布を巻きつける治療を一年間つづけた結果、完治したのだ。

プリースニッツの水治療法は発汗療法も併用する。冷水を用いた全身浴や部分浴を中心に、冷水湿布、乾布摩擦、冷水の飲用、入浴による発汗、マッサージなどが体系的におこ

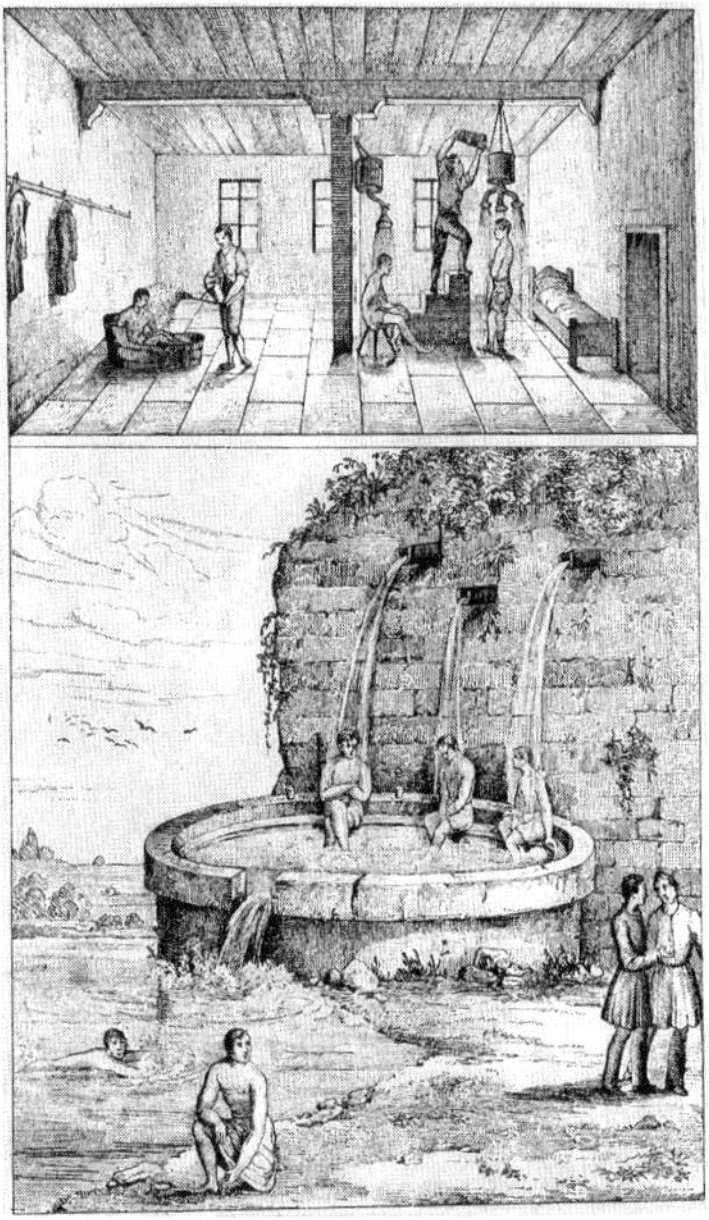

図2　さまざまな水治療法、1835年、銅版画

なわれた。野外での運動、空気浴、裸足歩行、簡便な衣服も導入されたのは、患者自身の治癒力を高め、全体的な健康を回復させるためであった（図2）。

　湿布は「罨法《あんぽう》」ともいうが、冷水湿布を患者に巻いて、患者の体温で温められるまで待つ施術で、現在でも「プリースニッツ式」と呼ばれている。

　食餌療法も同時に施術されたが、アルコール類、コーヒー紅茶などの嗜好物、塩漬け、外国産の調味料などの刺激物も排除した粗食を提供することで、悪しき生活習慣からの脱却をめざした。

　だが一八二九年に、「学校医学」をおさめた医師たちに訴えられたプリースニッツは法廷に立たなければならなかった。一度、グレーフェンベルクを去ったものの、最終的には、かれの水治療法と水浴施設設置が許可されるにいたって、一八三一年にグレーフェンベルクに当時のオーストリア領最初の水治療法サナトリウムを開業したのである。

文字が書けなかったプリースニッツ自身が残した著作はないが、かれを信奉する医師たちが口述筆記したものが現在、その治療法として伝わっている。

プリースニッツの治療思想

プリースニッツによると、外傷に起因しないすべての病気は、悪性の体液によって生じるのであって、その体液が身体の一部や全体的な不調を引き起こしている。この悪性体液は有害な食事や過剰な栄養摂取、運動不足、皮膚呼吸の抑圧のほか、憤怒、不機嫌、不安、苦悩などの身体への影響が強大な情緒によって発生するというメカニズムである。

前述したように、悪性体液という概念は、ヒポクラテスの思想を継承した中世医学以来の四体液説に依拠したもので、血液、粘液、黄胆液、黒胆液が人間の体内に流れており、この四液のバランスが失われると、疾病が発生するという病理学的な考えである。

そして、痛みや腫瘍を発生させるのが悪性体液のせいだと考えられたため、これを除去するためになされたのが、血液を抜き取る瀉血である。ところが、前述のとおり、この施術はまったく効果がなく、むしろ有害であることが近代に証明されるのだが、十九世紀中期までは効果的だとみなされていた。

この悪性体液を身体から排出して、良質な体液で置きかえようとするのが、プリースニッツの水治療法なのである。

冷水とともに、健全な空気、運動、食餌療法が水治療法における重要な治療要素だと考えていたプリースニッツだが、自然に即した生活様式も同様であった。

たとえば、かれが健康な生活様式への変更に腐心して、健康にほとんど無益と思われるような厳格すぎる食餌療法を導入していると、一八三〇年一月のある患者の書簡で伝えられているのは、有害な食事や過剰な栄養摂取を阻止することを目的としているからなのだ。

ほかにも、べつの患者がプリースニッツ式水治療法の実態を語っている。


わたしが寄居していた部屋はきわめて寒くて、同様に朝晩の食事は冷たい牛乳、昼食は冷めたロースト肉、唯一の飲料は冷水というぐあいだった。


菜食主義ではないものの、徹底した食餌療法と生活様式の改善が施術されている。

さて、プリースニッツが運営する、ドイツ語圏最初のグレーフェンベルクの水治療法サナトリウムの施設はどんなものだったのだろうか。

最盛期とされる一八四〇年の時期の記録では、中心となるのは一八二六年建築という大きな板ぶきの建物で、食堂、台所、個室一二室、小部屋五室という間取りで、プリースニッツの家族、奉職者、患者たちが住んだ。くわえて、この建物にはグレーフェンベルク最大の浴槽がある浴場が増築されており、幅一〇メートルもある浴槽は水泳ができるほど深かった。この水浴場の裏には、プリースニッツが飲用療法でよく使用する鉱泉があった。

患者数の増加に対応するために、一八三二年に建てられたのが、いわゆる「石つくりの家」で、患者用の部屋が大小合わせて一八室あるほか、冬期に食事をとるための暖房のある食堂、台所があり、地下にふたつの浴槽が設置されていた。

さらに、夏期には患者が宿泊できる、小型の板ぶきの家屋がもう一軒あって、これらの施設すべてで一〇〇人の患者を同時に収容できるのにくわえて、村には約一五〇人分の宿泊施設があった。

ところで、どれだけ富裕な患者であろうと、プリースニッツが贅沢な病室を用意することはけっしてなかった。部屋には、藁を積んだベッド架台、収納家具、テーブルとイス数脚、鏡、靴脱ぎ台、燭台、大きな水用ボウル、グラスつきピッチャーが備えつけられており、ベッドカバー、タオル、羽毛ふとんは個別に貸し出された。

グレーフェンベルクの水浴設備として最も有名だったのは、「森の灌水浴《かんすいよく》」（Waldusche）

である。この浴場は宿泊施設から森林のなかを歩いて三〇分かかる距離にあって、四ヵ所が男性用、二ヵ所が女性用で合計六ヵ所が用意されていた。

かなりの高度から直径一五センチのパイプを使って、冷水を裸体の患者に勢いよく浴びせかけるのである。とはいえ、日本の「滝行」を連想させるこの灌水浴（シャワー）は、プリースニッツ独自の発明ではないらしく、一〇メートル以上の高さから患者めがけて注水していた療養施設もあったという。

一八三〇年代にはすでに、プリースニッツは多彩な水治療法を確立していた。七メートルから一〇メートル幅の大きな浴槽での水浴、頭部と胸部を水でぬらしてからの頭から冷水への飛びこみ、水浴中の運動や水泳にくわえて、一日グラス一二杯から三〇杯まで水を飲む飲用療法、身体洗浄、湿布、浣腸など多岐にわたった。

一般的な患者の水浴時間は六分から八分だが、衰弱した患者には三分だけに設定したり、全身浴、半身浴、部分浴によって、それぞれの患部に個別の刺激をあたえたりするのである。

とりわけ、プリースニッツの水治療法で特徴的な治療法のひとつは、身体に抵抗力をつけるための鍛錬法で、二メートルから六メートルの高度から氷のように冷たい水を患者めがけて強く放射するのである。

もうひとつは発汗療法（Schwitzkur）と呼ばれるもので、前述の冷水湿布を患者に巻いて、患者の体温で温められるまで待つ施術とは異なり、患者の全身を顔のあご先までしっかりと梱包して、身体の熱を逃がさないようにして発汗させる施術である。大量の発汗が確認されるまでは数時間でもそのままで横たわらなければならない。

やがて、患者の発汗が確認されると、冷水を飲み、冷水浴をおこなう。患者の梱包を開放するタイミングを慎重に見極める役割はプリースニッツが担当した（図3）。

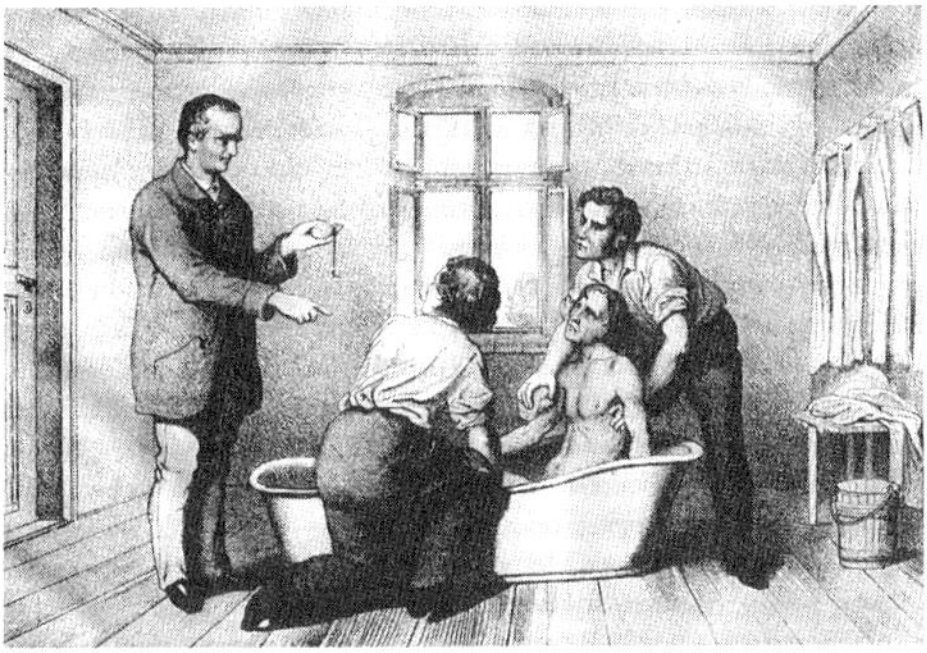

図3　水浴の施術を監督するプリースニッツ

治療にさいして、プリースニッツは非常に詳細な指示を患者に出し、患者がそれを順守できるように心をくだいた。この点で、グレーフェンベルクの療養所では、流行の浴場とは原則的に異なっていた。

たとえば、美食に類するものはいっさい禁止であったほか、プリースニッツが身体に有害だとみなした食料品・嗜好品類はすべて禁止された。塩漬けの肉および魚、火酒《かしゅ》、ワイン、ビール、コーヒー、辛味香辛料などである。

その一方で、非常に単純かつ濃厚な食事が供された。朝食と夕食には黒パン、バター、牛乳で、たいていの昼食は冷たい料理で、許可された香辛料はキャラウェー、マヨラナ、セイヨウワサビ、マスタードだった。

くわえて、運動もプリースニッツは大いに重視した。好天の日は長時間の散歩を治療プログラムに導入したり、冬期には患者たちに薪割りや穀物の脱穀をおこなわせている。農耕や手芸などの作業をつうじて病気の回復を促進する精神療法である作業療法を先取りしていたといえるだろうか。

一八三五年七月一日付の療養所規則に記載された療養規定のいくつかを以下に列挙してみよう。

▼1　療養客はだれもがこの地の法律に従うこと。それゆえ、賭けごとはこの点で、また健康におよぼす精神的影響のうえでも禁じる。

▼4　水浴は、時間、場所、使用に関するわたし「プリースニッツ」の指示を受けて施術される。

▼9　犬を飼うことは不許可。いかなる条件でも、犬にえさをやってはいけない。

▼11　喫煙はホールで、食後に食膳が下げられたのちにだけ許可される。
▼16　早朝五時半までの騒音は、患者の静養を妨げないように控えること。さらに、いっさいの薬剤の使用禁止。

生活様式の改善による治療ゆえに、自由がかなり厳格に制限されているのがよく理解できるだろう。▼16は自然療法のモットーともいうべき「学校医学」の薬剤禁止が明示されているのが興味深い。

記録によれば、一八三二年はようやく自然療法を選択する患者数が一〇〇人を超えたぐらいだったのが、翌年には二〇〇人に倍増し、一八三六年には約五〇〇人、一八四〇年ごろにはほぼ二〇〇〇人にまで増加した。しかも、患者は初期からの近隣の農夫や手工業者のほかに、ドイツ全土、イギリス、フランス、イタリア、ロシア、ポーランド、ノルウェー、スウェーデンにくわえて、はるばるアジアやアメリカから来訪した富裕層にまでおよんだ。

ちなみに、プリースニッツが治療した患者の総数は約三万六〇〇〇人に達したが、かれの死後は、グレーフェンベルクをおとずれる療養客は急速に減少していった。

いわゆる近代的な自然療法を定着させた最初の人物としてプリースニッツの名はあげら

れるが、かれの水治療法とは別種の自然療法を考案し、施術していた同時代人がいる。すなわち、断食療法を確立したヨハン・シュロート（一七九八〜一八五六）である。やはり当初は水治療法医として活動をはじめたが、断食療法を特化させて発展させた人物だ。かれはプリースニッツとおなじ農夫出身で、生きた時代や場所も非常に近かった。このシュロートについては後述することにしたい（第三章参照）。

水治療法の急速な普及

プリースニッツの成功を受けて、一八三七年五月にドイツ国内最初の水治療法サナトリウムがテューリンゲン地方のエルガースブルク村に誕生する。グレーフェンベルクのプリースニッツの療養所を模範にして、食肉販売業と農場を経営するヤーコプ・グレーザー（一七八一〜一八五九）が設立した水治療法施設である。

一八四三年には三〇室あった二階建て療養施設にくわえて、さらに大きな建物を増築するほどに盛況であった。増築された施設には八つの浴室と一九の浴槽があって、多様な水浴治療が可能であるほか、約三メートルから七メートルの高度から冷水を浴びせかける灌水浴施設が設置されていた。

患者たちは清潔な泉で水浴し、付近の川の水を引いた水浴場に通い、公園を散策し、静かな山地をハイキングしたり、九柱戯（ナインピンズ・ボウリング）に興じた。

ドイツ国内初の水治療法サナトリウムが誕生したテューリンゲン地方は、山、森、泉などの自然がプリースニッツ式水治療法に最適であったために、さらにたくさんの水治療法サナトリウムがつくられた。イルメナウ（一八三八年創設）、リーベンシュタイン（一八三九年創設）、ゾンネベルク（一八四三年創設）などがとりわけ有名であった。

ドイツ北部メクレンブルク地方の湖沼地帯も適していると考えられ、同様にシュトゥーア（一八四五年創設）、レーゼン（一八四七年創設）、フェルトベルク（一八五五年創設）がやはり著名な療養施設で知られた。

ちなみに、シュトゥーアとレーゼンで治療をおこなったのは、プリースニッツの弟子ヤーコプ・ハインリヒ・ロス（本名ハインリヒ・フリードリヒ・フランケ、一八〇五～四八）である。このロスの水治療法を熱狂的に支持したのは、歌劇作曲家リヒャルト・ワーグナーであった（第三章参照）。

一八五〇年ごろのドイツでは、グレーフェンベルクの水治療法サナトリウムを模してつくられた施設がバルト海沿岸の都市ロストック（一八四一年創設）からバイエルン地方北部のフィヒテル山地の保養地バート・アレクサンダースバートにいたるまで二〇ヵ所以上も存在した。

オーストリアのウィーン近郊では、カルテンロイトゲーベンとラープの水治療法施設が人気を博しており、スイスでは一八三九年に最古の水治療法施設がツーク湖畔のアルビスブルンにつくられていた。

同時期のイタリアではコモ湖畔のチェルノッビオ、フランスではパリ、ロンシャン、シャトー・ティエリ、イギリスではスタンステッド、バリー、サッドブルック・パークが有名だったほか、オランダのロッテルダム、ロシアのサンクト・ペテルブルクにまで登場したのである。

ゼバスティアン・クナイプとクナイプ社のバスソルト

日本語版の公式ホームページで、そのバスソルトがドイツシェア第一位だと高らかに誇るのが、「Kneipp」というロゴで知られるクナイプ社である。

その本社がヴュルツブルクに置かれているのは、創業者の薬剤師レオンハルト・オーバーハウザー（一八五四〜一九三七）がヴュルツブルク出身であるからだ。オーバーハウザーはゼバスティアン・クナイプと志をおなじくしていたゆえに、クナイプの自然療法と食餌療法に関する薬剤やその研究をめぐる権利を独占的に委託された。社名がクナイプである理由もこのことに由来している。

ハーブや岩塩を原料に使用した入浴剤、ソープ、コスメティクは近年、日本にも輸入されている。筆者も大手ドラッグストアの店頭でクナイプの入浴剤のコーナーを発見して、非常に驚いたことがあるが、日本でも少しずつポピュラーになりつつあるようだ。

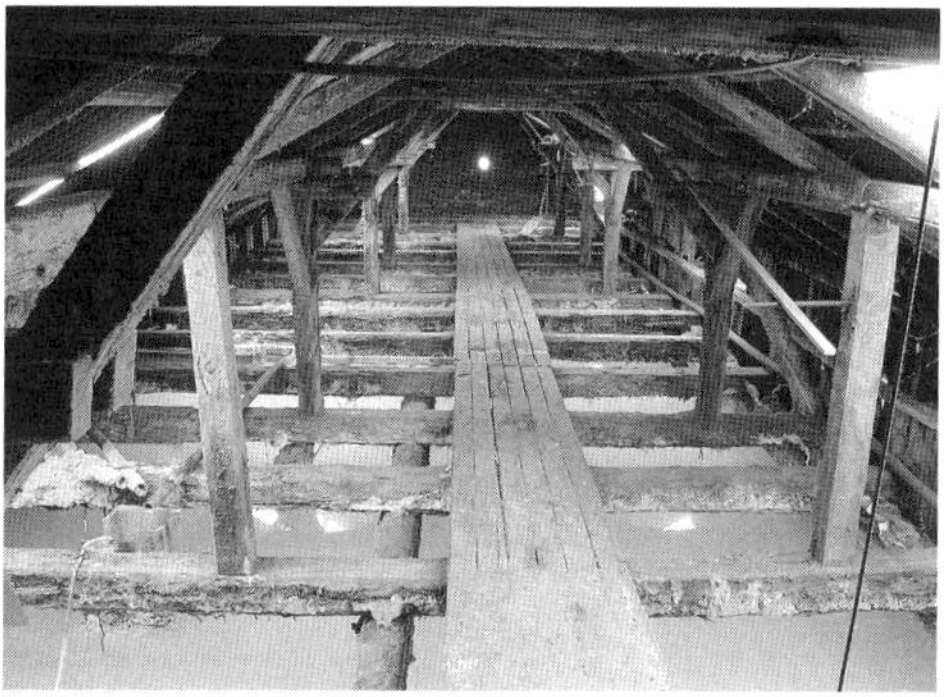

図4　ザリーネ・ルイーゼンハル製塩所の塩水槽

公式ホームページで確認すると、原材料となる塩は、クナイプ社御用達の製塩所「ザリーネ・ルイーゼンハル」のものである（図4）。中部ドイツの大学都市ゲッティンゲン市西部のグローネ地区にあるこの製塩所は、ヨーロッパで唯一、現在も釜を使用した製塩法を採用している。地下四六〇メートルから二億五〇〇〇万年まえの海水をくみあげ、巨大な釜で二日間、慎重に水分を蒸発させて、ミネラルが豊富な天然岩塩を調製しているとのことである。

クナイプ社は、とりわけ十九世紀に勃興した自然療法関連の企業のなかで、現在も発展をつづけている数少ない企業だろう。

これに匹敵するような自然療法由来の巨大企業は、

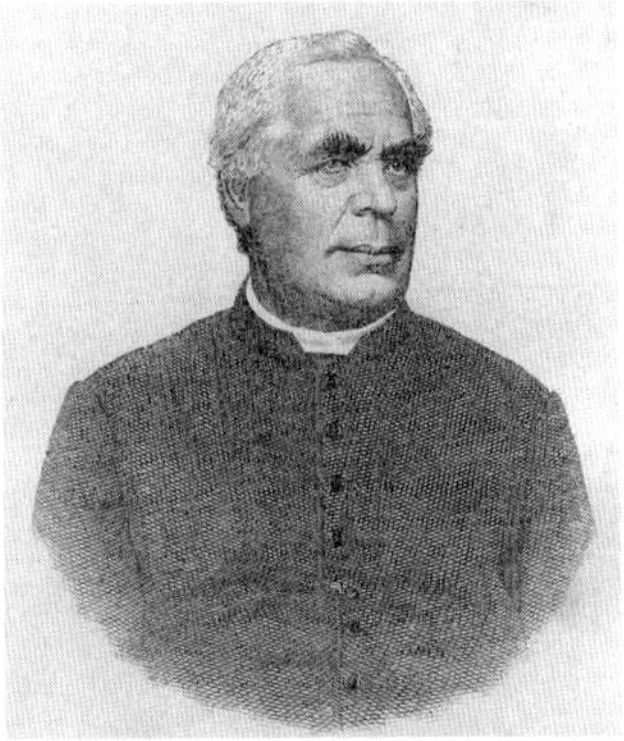

図5　ゼバスティアン・クナイプ

ケロッグ・カンパニーである（一九六二年に設立された日本ケロッグは出資比率一〇〇%の日本法人である）。

ケロッグ社は現在もアメリカ合衆国ミシガン州南部のバトルクリークに本社があるが、一八七六年にこの地で菜食主義サナトリウムを設立したのが、ジョン・ハーヴェイ・ケロッグ博士（一八五二～一九四三）である。ケロッグ博士の弟ウィル・キース・ケロッグ（一八六〇～一九五一）は共同設立者にしてケロッグ社初代社長であった。

主力商品のコーンフレークは全世界で朝食として普及したが、もともとはケロッグ博士が菜食主義食として考案した病院食なのである。

司祭クナイプの生涯

ギムナジウム学生のときに結核を発病していたゼバスティアン・クナイプ（図5）は、ミュンヒェン大学神学部の学生時代に、「水のハーン親子」の息子ヨハン・ジークムント・ハーンの『人間、とくに患者の身体に対する新鮮な水の力と効用』（初版一七三八年）を読んで、水治療法のことを知った。これによって、クナイプによる水治療法の研究がはじまるのである。

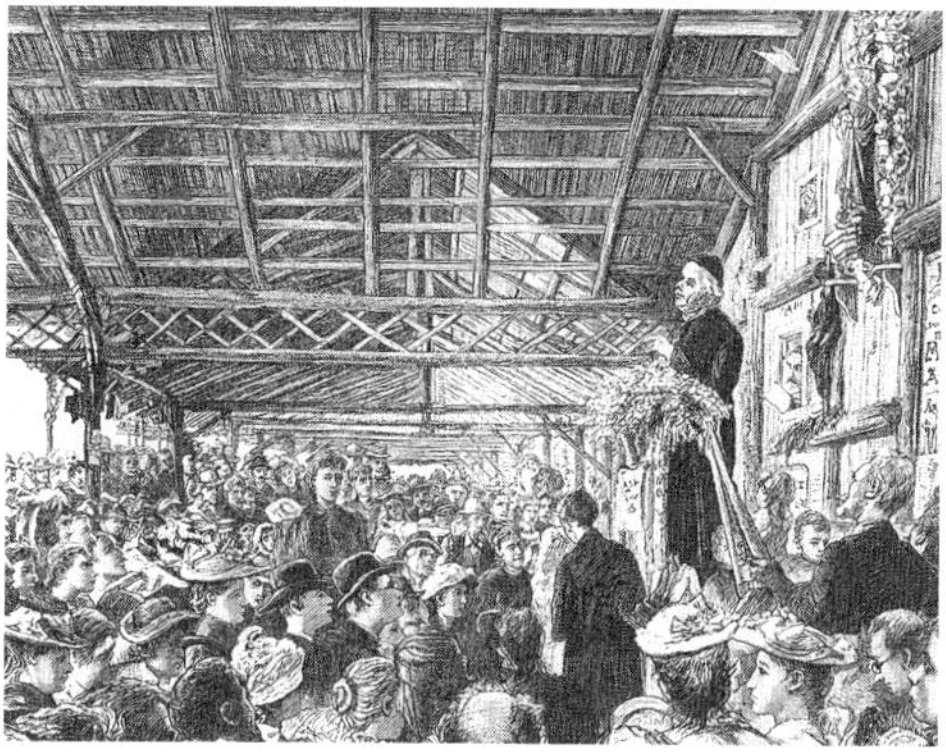

図６　ヴェーリスホーフェンの園亭で講演するクナイプ司祭

クナイプ自身が冬のドナウ川での冷水浴と運動を実践して、みずからの結核の治療に成功したという逸話はよく知られている。

一八五五年に、クナイプはシュヴァーベン中部の農村ヴェーリスホーフェンの修道院に聴罪《ちょうざい》司祭として赴任した。この修道院で司祭をつとめながら、洗濯場を数年かけて浴場へと改築して、水治療法をおこなった。

冷水浴と温水浴による水治療にくわえて、適切な運動、薬草を用いた食餌療法、節制した生活習慣などを施術する方式であった。

かれが司祭をつとめる修道院があるヴェーリスホーフェン村は、湯治場として発展をとげた（図

6）。現在の地名はバート・ヴェーリスホーフェンであるが、バート（Bad）とは「湯治場」や「浴場」を意味している。

カトリックの司祭であったクナイプは、自身の医学や医療法に関する講演旅行でヨーロッパ諸国を遊説し、著作にもまとめるといった活動のほか、出版による収益や患者からの寄付は多くの慈善事業に投資した。

かれもまた、一八六六年には地元の医師から告発を受けたが、結果として、裁判所と教会からはおとがめなしの判決となった。

最終的には、この農村の教父司祭にのぼりつめたクナイプだが、その修道院には世界中から患者が押し寄せた。当時の教皇レオ一三世との個人的な引見がおこなわれるほど、ヨーロッパ全域に名を知られた司祭にして自然療法医であった。一八九七年に死去するまで司祭の職にあったクナイプは、治療をつづけていた。

クナイプがほかの自然療法医とまったく異なるのは、ミュンヒェン大学神学部出身の司祭だということである。十九世紀中期において、地方の農村における司祭というのは、農民たちの尊敬を一身に受ける聖職者で、村落共同体のなかでいわば最高の地位にある相談役である。しかも、地方の迷信深い農民たちにとっては、カトリック教会の奇跡信仰も手伝って、クナイプの水治療法はまさしく神の奇跡だと信じられたはずで、かれが司祭の地位にあったことは、その自然療法医としての活動にも、うまく機能したと思われる。

この不世出の自然療法医が世を去る三年まえの一八九四年に、ヴェーリスホーフェンでは国際クナイプ医師協会が創立されて、現在も約一〇〇〇人の医師が所属している。これとはべつに、一八九七年にクナイプ式水治療法の信奉者たちが設立したクナイプ協会は、一九六〇年代でも数百の支部を有し、会員は六万五〇〇〇人を擁していた。

前述の『自然療法の手引き』の水治療法の項には、わざわざ「クナイプ式」（nach Kneipp）と銘打たれた冷水浴療法の原則が掲載されている。クナイプが確立した水治療法は、それほどまでに基本的なフォーマットとしていまも息づいているようだ。

クナイプ式水治療法の特徴

神学部卒の司祭クナイプは長年積み重ねた経験と、広範な文献を読んで、その水治療法を開発および発展させることができた点で、プリースニッツと異なる。

クナイプの水治療法の評判はよく知られていたが、さらに世に伝わることになったのは、一八八六年にその著作『わたしの水治療法』が出版されてからである。八年後には五〇版を重ねたこの書物によって、クナイプの名はプリースニッツよりも著名になった。

クナイプの水治療法は、プリースニッツよりも入念かつ多様で、とりわけ冷水浴のなか

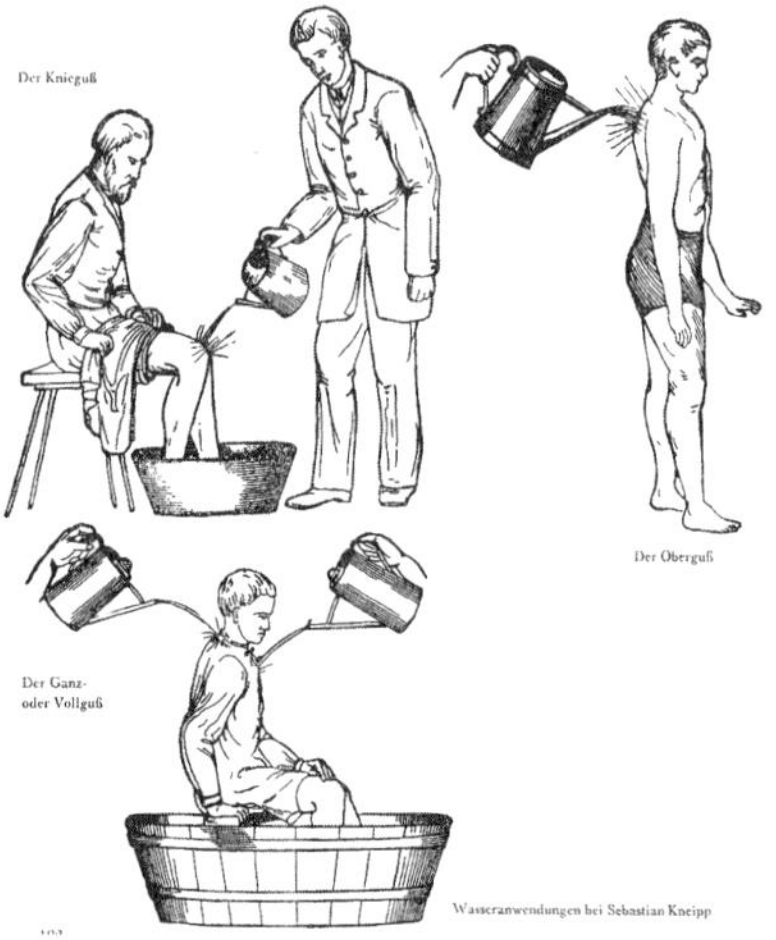

図7　上半身注水（右上）、膝注水（左上）、全身注水（下）

でも注水を重視した。注水が血液循環、新陳代謝、神経系に効能があると考えていたクナイプは、身体全体だけでなく、個々の病気の部分にも効能が生じるように、多彩な注水を施術した（図7）。さらにこれらの注水にくわえて、水浴、沐浴、湿布、飲用療法を組み合わせるのだ。

　とりわけ、新奇であったのは、クナイプが長時間の治療に反対していて、冷水での治療法のみを重視しなかったことである。立ち泳ぎや湿った草地を裸足で歩くことも推奨している。現在も新版が入手可能な『わたしの水治療法』第三部第七章では、水の過剰使用について厳しく警告している。

　すなわち、治療手段としての水を過度に使用することは、無思慮かつ過激で無分別な使用、過酷かつ険悪にして容赦のない治療という悪評と不信だけをもたらすものである。わたしが頻繁にくりかえしても充分たりえないのだが、水治療法の専門家として誇張するような治療法、それどころか、終わらない湿布、皮膚に跡が残るような蒸気を当てる治療は、どんな患者にも、まさしく回復がただ困難になるといったきわめて大きな害悪にしかならない。これは水を治療に使用するというのではなく、こうした表現を使うことを許していただきたいのだが、暴力行為であって、水を辱めているのだ。

このような治療哲学をいだくクナイプが一八九七年に死去した時期は、ドイツ全土に「クナイプ式水治療法サナトリウム」と名乗る自然療法施設が誕生しており、なかでもバイエルン地方だけで、一〇ヵ所以上が存在していたという。クナイプの水治療法の成功は、プリースニッツの水治療法以来の隆盛をもたらしていたのである。

現在も使われる「クナイプ水浴場」（Kneippbad）ということばは、この時期の繁栄を物語るもので、いまでは元来の「水治療法施設」の意味が失われて、「公衆水浴場」を意味している。

水治療法の立地条件

十九世紀末のヨーロッパ中部には、一〇〇軒以上もの大規模の水治療法施設があった。くわえて、ベルリン、ドレスデン、カールスルーエ、ミュンヒェンなどの大都市には、小規模の水治療法施設や外来診療施設が多く存在していた。それらのなかには新しく創設された施設も少なくなかったが、医師の監督下で運営されたもので、水治療法よりも健康的な生活様式を重視していた。

というのも、水治療法サナトリウムは基本的に都市部ではなく、自然豊かな山間部でないと、さまざまな治療法を組み合わせた治療プログラムが施術できないからである。たとえば、バート・アレクサンダースバートの水治療法サナトリウムの院長だった神経科医フランツ・カール・ミュラー（一八六〇〜一九一三）の『水治療法』（一八九〇年）には、水治療法をおこなう施設の立地条件や施術が詳細に記述されている。

まずは山の中腹ぐらいの高さにあり、静寂な環境にあること。とはいえ、鉄道からそれほど遠く離れていない位置にあること。充分な距離の散策ができる森林があること。

そうした立地条件下で、スポーツ、体操、あらゆる種類の運動にくわえて、単純な水浴から泥炭浴、砂浴、塩泉浴にいたる多種多様な医療浴やマッサージが施術されなければならないとしている。

ミュラーが記した内容には、水治療法がじつはさまざまな治療手段を組み合わせた治療システムであることが提示されていて、グレーフェンベルクのプリースニッツの療養施設の時代から半世紀が経過したのちも、この自然療法の治療方法そのものはそれほど変化していないことが明らかになる。

しかしながら、こうした特徴的な治療システムが継続されてきたからこそ、水治療法は医療としての特異な地位を維持してきたといえるだろう。

現在のバート・ヴェーリスホーフェン

クナイプが司祭をつとめた修道院がある農村ヴェーリスホーフェンは、その水治療法が評判を呼んで、殷賑《いんしん》をきわめた結果、鉄道が開通する湯治場となった。バート・ヴェーリスホーフェンと改称したのは、一九二〇年のことである。

現在では、バイエルン州シュヴァーベン地方のウンターアルゴイ郡最大の都市となった。クナイプをめぐる史跡が多く残る観光地でもあるバート・ヴェーリスホーフェンには、多くの人びとが来訪する。当然ながら、この町はクナイプ式自然療法、水治療法を施術する療養地・保養地として繁栄している。

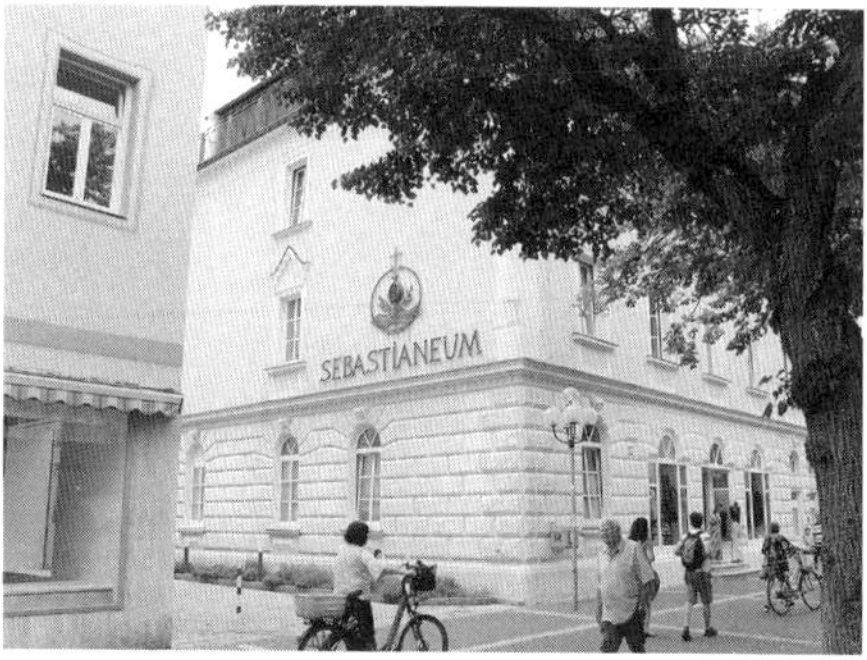

図8　ホテル「ゼバスティアネウム」

中心部を数本の小川が流れていて、川ぞいに目抜き通りがある。さまざまな療養施設のほか、いごこちのよさそうなテラス席のあるカフェレストラン、本屋、みやげもの屋、衣料品店など一定期間の滞在を目的とした湯治客が不自由と退屈を感じないように、街中がつくられている。

それゆえ、とくに中心部にはクナイプの名前を冠したホテルが多いのも特徴的である。「ゼバスティアネウム　クナイプ健康リゾート」（SEBASTIANEUM Kneipp-& Gesundheitsresort、図8）、「クナイプ同盟ホテル（クナイプセンター内）」（Kneipp-Bund Hotel im Kneipp-Zentrum）、「クナイプ療養ホテル　シュタインレ」（Kneipp-Kurhotel Steinle）などが散見される。

しかしながら、注目すべきは、クナイプが赴任したかつての修道院が現在も水治療法を施術するホテルとして経営されていることだ。二〇一九年夏にバート・ヴェーリスホーフェンでクナイプに関する調査と資料収集をおこなったさいに、筆者はこのホテルに宿泊してみた。

クナイプ修道院ホテル

この修道院ホテルの正式名称は、「クアオアーゼ・イム・クロスター　オリジナル・クナイプホテル」（KurOase im Kloster Das Original Kneipp-Hotel）という。訳すと、「修道院の療養オアシス　オリジナル・クナイプホテル」となるだろうか（図9、10）。

公式ホームページでは、「オリジナルのクナイプ療法発祥地での快適なオアシス」と銘打ち、「ゼバスティアン・クナイプの哲学全体はこんにちもなお、時宜にかなった予防医学と現代の自然療法の指針として評価されている。クナイプ司祭の治療法による健康促進効果は科学的に立証されており、副作用とは無縁で、日常に難なく導入可能である」と明記されている。

このホテルでのクナイプ式自然療法には、水そのものが健康、エネルギー、生きるよろこびの源泉であるという思想が現在も根底にある。これにくわえて、身体、精神、魂の調和した相互作用が健康の鍵であるというのがクナイプの生の哲学である。これを一五〇〇年以上まえに知ったクナイプは自然療法の知識にもとづき、「五本の柱」による総合的な健康理論を発展させたのであって、その健康理論に依拠した治療法が施術されることをうたう。

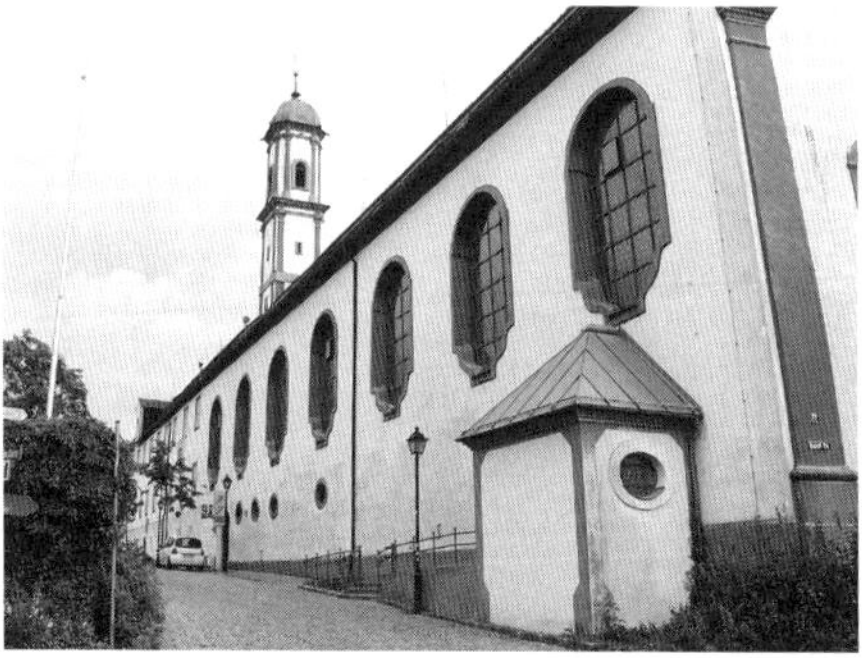

図9　かつてはクナイプが司祭をつとめた修道院の建物（現在はホテル）

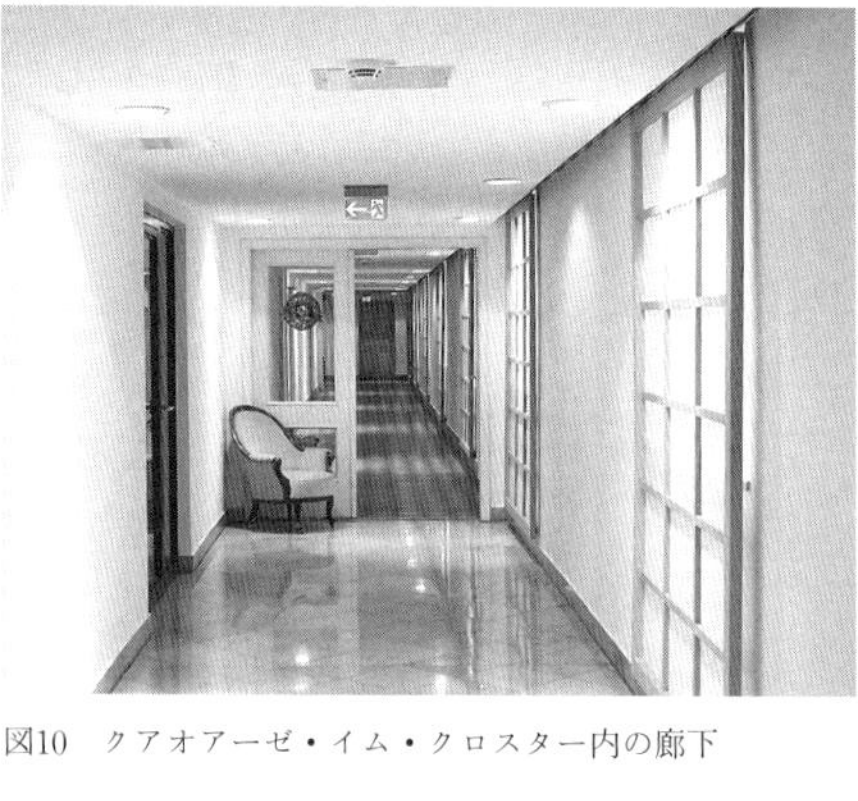

図10　クアオアーゼ・イム・クロスター内の廊下

「五本の柱」とは、滋養、バランス、水、ハーブ、運動をいうのだが、この五種を現代の環境に対応させせて、施術しているとのことである。

水治療法に関しても、種々の水浴、洗浄、湿布といった一三〇種の水治療プログラムが用意されており、個々人の症例に適した施術がおこなわれている。

クナイプ療法を知り、クナイプ理論の健康促進効果にみずから納得して、オリジナルのクナイプ療法発祥地で直接、かれの生命哲学による治癒力を体験してほしいと紹介しているのは、このホテルの方針として、確固たる理論に依拠した自然療法をおこなっているという自負を感じさせるものだ。

パンフレットを開くと、「クアオアーゼ・イム・クロスター」が提供しているマッサージも種類が豊富だった。クラッシックマッサージ、アロママッサージ、ハチミツマッサージ、腹部マッサージ、胸部マッサージ、チベット式マッサージ、ホットストーンマッサージなどのほかに、いくつか興味深いマッサージについて記してみたい。

「リンパドレナージ」は、日本語ではリンパ廃液マッサージ療法のことで、むくみのある患部の皮膚を直接にマッサージして、健康なリンパ管系に体液を移動させる療法である。

中国由来の「トゥイナマッサージ」の「トゥイナ」は「推拏、推掌」という中国語で、いわゆる中国式マッサージだ。発想としては「気」（生命力）が全身にうまく流れるように経絡《けいらく》をマッサージするということのようだ。

「ブロイスマッサージ」は、ブロイス食餌療法で知られるオーストリアの自然療法医ルドルフ・ブロイス（一八九九〜一九九〇）が考案したマッサージである。背骨にそって背中にオトギリソウオイルを塗りこみながらマッサージする療法で、背中の痛みを緩和し、全身を弛緩させる効果がある。

自然療法にはマッサージが欠かせないことが、このクナイプ式自然療法からも看取できる。古代の日本でも、七〇一年に成立した『大宝律令』内の日本最初の医事法規である『医疾令《いしつりよう》』には、按摩《あんま》博士が、医博士や鍼《はり》博士とともに設置されている。マッサージが自然療法として重要視されていたのである。

宿泊する部屋に入ってみると、さまざまなクナイプ製品の見本が置かれているほか、照明以外の家具はみな木製であって、テレビもなければ、インターネット接続環境もない。部屋にそなえつけの注意書きを読むと、こうした部屋に逗留することが自然療法ホテルのありかただというような説明があった。

どうしてもインターネットを使用したいばあいは、フロント前方のロビーにWi-Fi接続を用意してあって、そのパスワードをフロントで発行してもらえるとのことで、なかなかの徹底ぶりに感心してしまう。

一階に設置されている冷水浴場も見学してみた（図11）。浴槽が中央にあるのだが、いかにも水治療法で使用されるといった体裁である。この浴槽の上部に冷水盤があって、「部分浴」として腕だけをひたすためのものである（図12）。

左右には施術用の個室が二室ずつ用意されており、随時、バスローブ姿の宿泊客が出入りしていた。これらの個室内で湿布やマッサージといったクナイプ式水治療法がいまも施術されているのを目撃したことは、非常に感慨深い体験である。

翌朝のレストランでの朝食も、きわめて特徴的だった。

まずテーブルと席はあらかじめ指定されていて、みず知らずの宿泊客と相席である。お

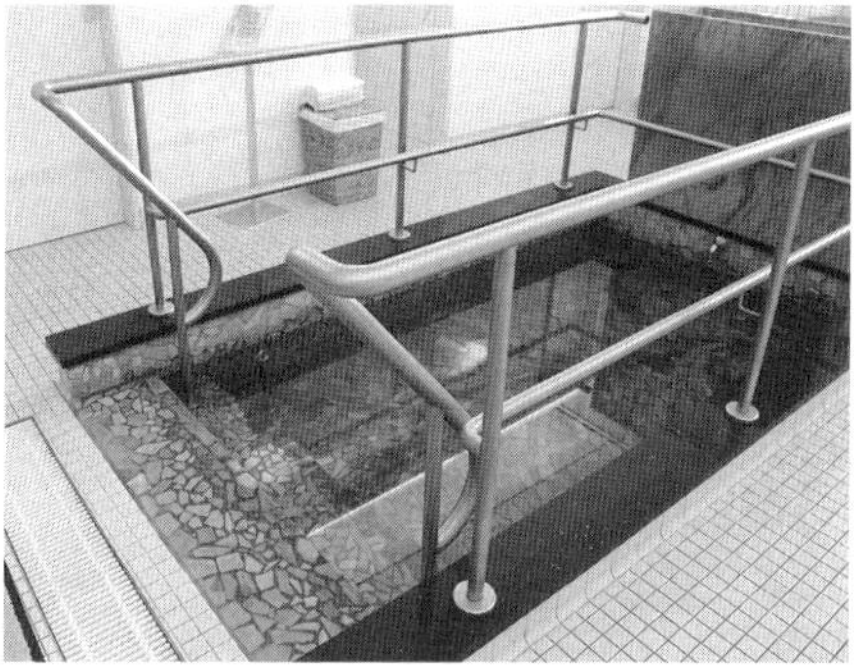

図11　ホテル内のクナイプ冷水浴場

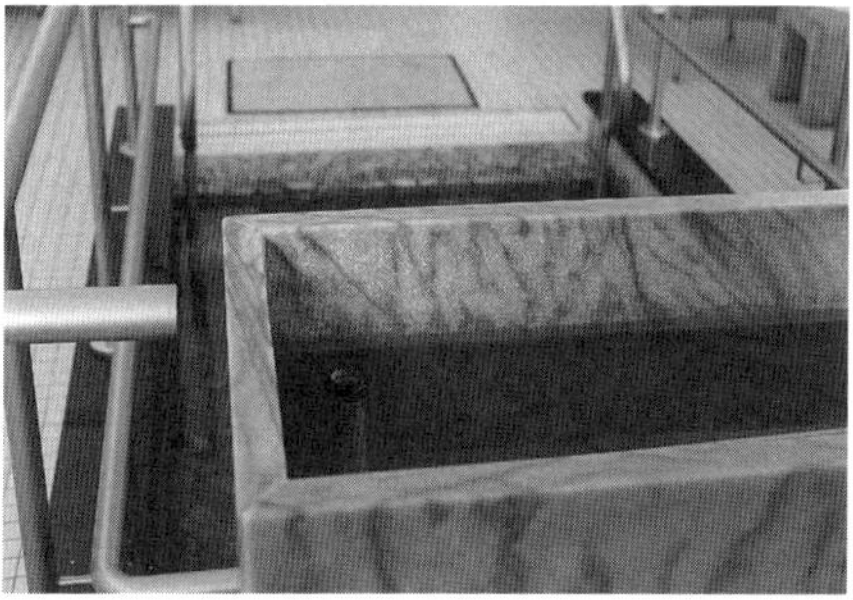

図12　クナイプ冷水浴場内の腕だけを冷水浴させるための「部分浴」用浴槽

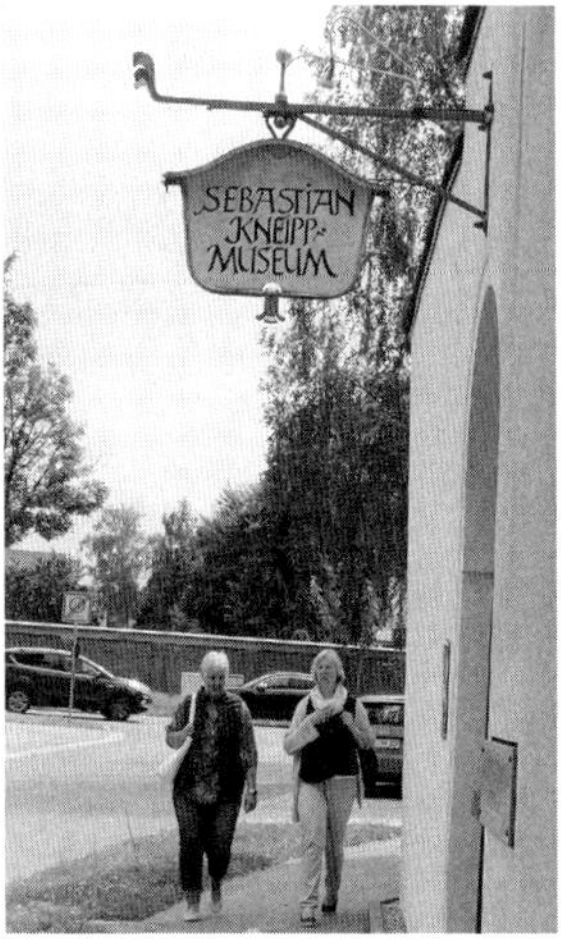

図13　ゼバスティアン・クナイプ博物館入場口

そらく、宿泊客どうしが知り合う場とコミュニケーションの機会を提供するための所作だと思われる。長期滞在の宿泊客もいるだろうし、療養中であるからこそ、人間的な時間としての会話が必要であるということなのだろう。

それほど親しくはならなかったが、隣席のご年配のドイツ人男性とおたがいの出身地や滞在目的などについて、いくらか会話もした。

そして、肝心の朝食であるが、ドイツのホテルではおなじみのバイキング形式であった。しかも、メニューも同様なのだが、パン、バター、ジャム、卵料理、ハム類、フルーツ類、野菜類、果汁ジュース類など、ちょっと例がないほどおいしかった。

おそらくは、ドイツ語でいう「ビオ」(Bio)、すなわち有機農業による自然食品で厳選されたものが使用されているようだ。味つけも単純なものばかりだったが、食材そのものから感じられる格別なおいしさなのである。

クナイプ博物館と墓所

かつての修道院を改装したためだろう、クナイプ博物館は同一の建物にあるのだが、入口はまったくべつであった。そのためにクアオアーゼの正規の入口を出てから、建物の周囲をぐるりと半周したところに、クナイプ博物館の入場口があった（図13）。

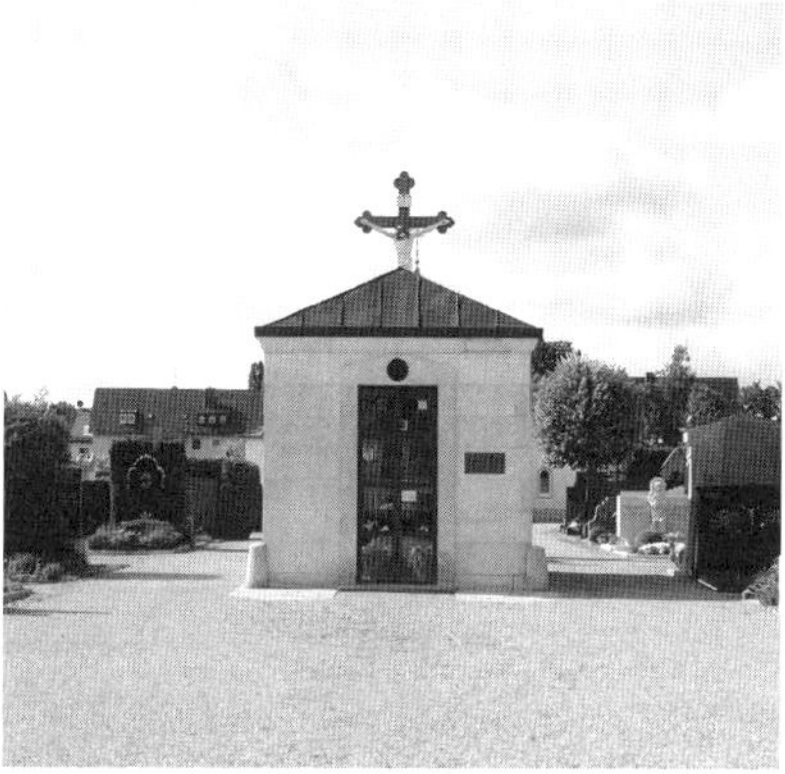

図14　市立墓地の中央に位置するクナイプの霊廟

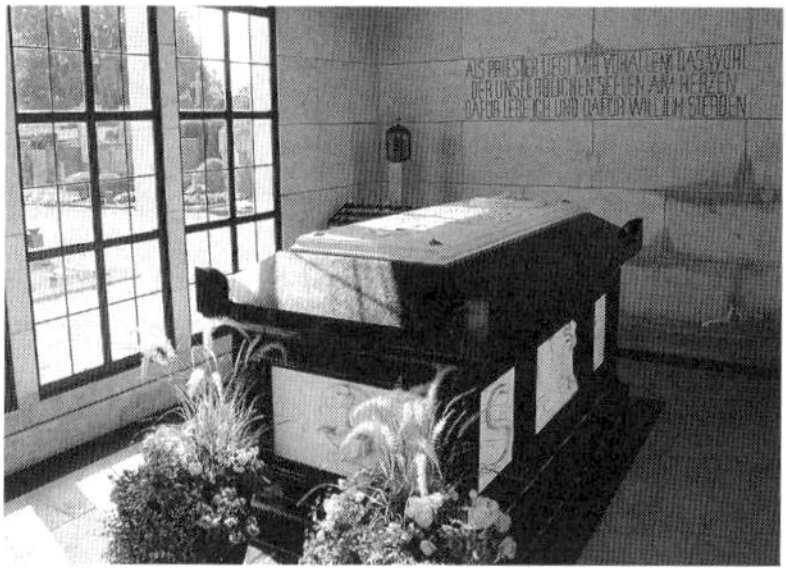

図15　霊廟内のクナイプの棺

ドイツによくある郷土博物館といった風で、クナイプの事績と修道院の歴史にまつわる、さまざまな写真や実物を展示してあって、とても参考になった。

クナイプの墓所も、このホテルのすぐ近くの市立墓地にある。たずねてみると、墓地の入口正面に、大きな霊廟が目立つ。このなかにクナイプの墓碑と棺があった。この霊廟も墓碑も非常に立派で、クナイプに対する市民たちの感謝と尊敬

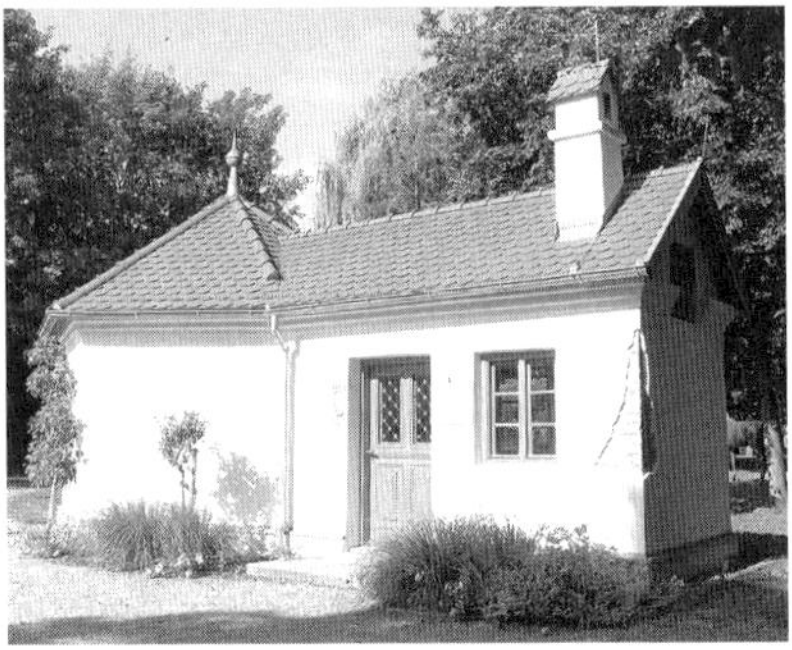

図16　もともとはクナイプの修道院内に園亭として建てられた水浴場（現在はべつの場所に移築）

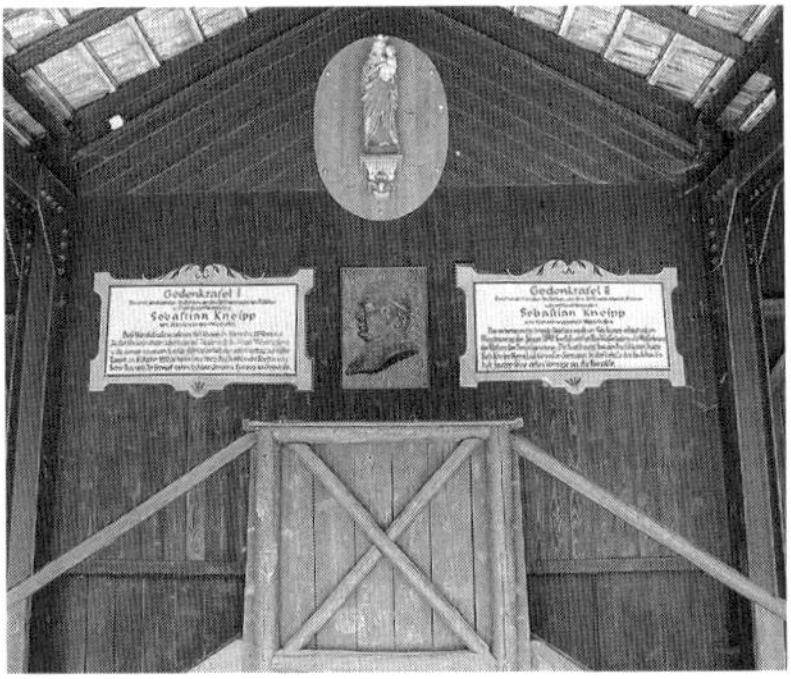

図17　じっさいにクナイプが立って、聴衆に説教した説教壇

の念がこめられているのを看取できるものである（図14、15）。

おなじく、修道院ホテル周辺には、クナイプ由来の歴史的建造物がいくつか移築されている。なかには入れなかったが、クナイプが最初に修道院に設置した冷水浴場、ヨーロッパ中から殺到した患者や聴衆に講演を聴かせた説教壇なども図版でみかけたものとおなじで、とても興味深かった（図16、17）。

ゼバスティアン・クナイプをめぐる多数の歴史的史跡が存在し、その水治療法がなおも広くおこなわれているバート・ヴェーリスホーフェンは、おそらくドイツ国内では最大の自然療法の聖地といえるだろう。

第三章　菜食主義と断食療法

ダイエットの視点から

日本語で「ダイエット」というと、美容食や、やせるために食事を減らすといった意味あいばかりが強調されがちであるが、本書のばあい、「食餌療法のための規定食」という意味があることを強調しておきたい。

そして食餌療法とは、食事の成分や分量の調節によって、疾病を治療したり、病気の臓器を保護し、健康管理することをいう。

すでに古代ギリシア時代、食事とは治療薬であるべきだと、自然療法の大いなる先駆者ヒポクラテス（紀元前四六〇?～前三七〇?）がやはり発言していた。

文明化による人間の堕落を批判した十八世紀フランスの啓蒙思想家ジャン＝ジャック・ルソー（一七一二～七八）は、自然状態の人間はそもそも草食であったが、文明化の過程で肉食化していったと論じて、生理学的観点から菜食主義を支持した。

二十世紀初頭に、新鮮な植物性の食事のほうが栄養価が高いと主張した、スイスの医者マクシミリアン・オスカー・ビルヒャー＝ベナー（一八六七～一九三九）は、現在もヨーロッパで朝食として普及している菜食主義食ミューズリをみずから考案している。また毎日、新鮮な食事を摂る重要さを説いたのは、ドイツの細菌学者ヴェルナー・コラート（一八九二〜一九七〇）で、できるかぎり無添加で自然のままの食事を摂取することを推奨した。ドイツの医者マックス・オットー・ブルーカー（一九〇九〜二〇〇一）は新鮮な青果と粗びきの穀物を用いた料理を、「完全栄養食」と名づけたのだった。

とはいえ、これらの歴史を引きあいに出さなくても、菜食主義をめぐる自然療法の思考が現在の日本にも充分に根づいているのはおわかりのことと思われる。

たとえば、肉を食べるよりも、野菜を食するほうが健康によいという思想は、もはや一般的に知られているのではないだろうか。菜食主義こそは自然療法の重要な要素のひとつであるが、むしろ最もポピュラーな自然療法といえるかもしれない。

「ヴェジタリアン」ということば

日本語では「菜食主義者」と訳す「ヴェジタリアン」（vegetarian）という英語は、じつは十九世紀半ばに誕生した造語である。一八四七年にイギリスのケントで開催された「イギリスヴェジタリアン協会」発足式で最初に使用された。

この語はそもそも、「完全な、健全な、生き生きした、活発な」といった意味のラテン語「ウェゲトゥス」（vegetus）に由来するものであって、つまり「野菜」を意味する「ヴェジタブル」（vegetable）が語源ではない。それゆえ、「ヴェジタリアン」に「菜食主義者」という訳語を当てるのは不適切であって、ラテン語の「ウェゲトゥス」の語意を酌量すると、ニュアンス的には「健康で生き生きした力強い人」のほうが適しているようだ。

「ヴェジタリアン」という用語を造った「イギリスヴェジタリアン協会」の会員の多くが、英国国教会の牧師が一八〇〇年に創立した「バイブル・クリスティアン」という聖書原理運動のグループに所属していた。この一団は『旧約聖書』「創世記」の一節を独自に解釈し、菜食主義を推奨して、アメリカのフィラデルフィアでも「アメリカヴェジタリアン協会」を設立させた。

おなじくアメリカでは、キリスト教の一派「セブンスデー・アドベンチスト教会」(SDA)が一八六三年に設立されたが、この教団に菜食主義を導入したのはエレン・ホワイト(一八二七〜一九一五)である。現在もこの所属者の半数が菜食主義者であって、健康問題に関する情報提供および菜食主義食の製造販売などを積極的におこなっているようだ。このSDAの初期メンバーのひとりが、病院食としてのシリアルを考案したジョン・ハーヴェイ・ケロッグ博士である。

生きかたとしての菜食主義

日本ではいまだそれほど普及してはいないが、菜食主義は全世界で広範に根づいている生活様式である。ドイツのレストランのメニューには、かならず菜食主義の食事が掲載されている。数年まえに筆者が驚いたのは、ベルリンでみかけたブラートヴルスト（焼きソーセージ）のファーストフード店でも、菜食主義メニューがあったことである。マクドナルドでも牛肉を使用せずに、野菜類を混ぜあわせてつくられたパテをはさんだハンバーガーが用意されている。

しかしながら、なにをもって菜食とするかというのは種々の段階で異なる。それどころか、生活様式というよりも、思想としての菜食主義も存在する。

最もラディカルな菜食主義思想が「ヴィーガン」（vegan）である。この語は「完全菜食主義者」とも訳されるが、かれらのばあいは、動物の肉を食しないというだけではなく、衣服その他においても、諸動物の生命を犠牲した毛皮や皮革などの製品を使用しないという考えかたである。それゆえに、卵や乳製品も忌避する厳格な菜食主義者である。

すなわち、健康のためだけではなく、動物の生命の犠牲を嫌悪する精神から肉食を拒否するという思想的ありかたなのだ。

たとえば、童話作家で詩人の宮沢賢治（一八九六〜一九三三）も菜食主義者だった。一九三一年に完成したとされる童話『ビヂテリアン大祭』は、菜食主義者たちがカナダ東海岸のニューファンドランド島の山村に参集して、世界大会を開催する物語である。

賢治の友人で主治医であった佐藤隆房による伝記では、賢治が菜食主義者になったのは、盛岡高等農林学校に在籍していたときであるという。獣医科の屠殺《とさつ》実験授業から漏れ聞こえてくる動物の苦悶《くもん》の鳴き声を耳にしてから、肉食が不可能になったという談話が収録されている。

宮沢賢治のばあいは、健康のためというよりも、やはり動物の生命を犠牲にした肉食を忌避する菜食主義といえよう。

ドイツ最初の近代的菜食主義者テオドール・ハーン

メクレンブルク地方のルートヴィヒスルスト出身の薬剤師テオドール・ハーン（一八二四〜八三）は、近代的な菜食主義食餌療法の第一人者である。

フォルコルンブロート（ライ麦の粗びきの穀粒がそのまま入っている黒パン）による菜食を重視した人物として知られる。アメリカの牧師で生理学者シルヴェスター・グラハム（一七九四〜一八五一）が発案した「グラハムパン」をドイツに導入したといわれている。

別名「グラハムブレッド」ともいう「グラハムパン」は現代の日本でも知られていて、このパンは「グラハム粉」という粗びきの全粒粉の小麦粉を使用して焼く。グラハムは、アメリカでは「菜食主義の父」と呼ばれる食餌改革運動家であった。

テオドール・ハーンは四歳のときに気管支ぜんそくを発症するが、どんな薬剤を試しても効果がなかった。発作による呼吸困難と窒息のために、勉学は頻繁に中断しなければならなかった。

この持病ゆえに、医師になることを断念するかわりに、薬剤師になろうとしたハーンは、一六歳で薬局の見習いとなり、二〇歳のときに薬剤師助手の試験に合格したのだった。

持病を治せない薬剤には失望しながらも、この仕事をつづけるうちに、ヤーコプ・ハインリヒ・ロスの水治療法に関する著作を知った。さらにハーンとおなじ薬剤師が、薬で治療できなかった病をヴィンツェンツ・プリースニッツの水治療法で回復した結果、自身の薬局を売り払って、水治療法の宣伝につとめたという話を耳にした。この体験がハーンの転機になった。

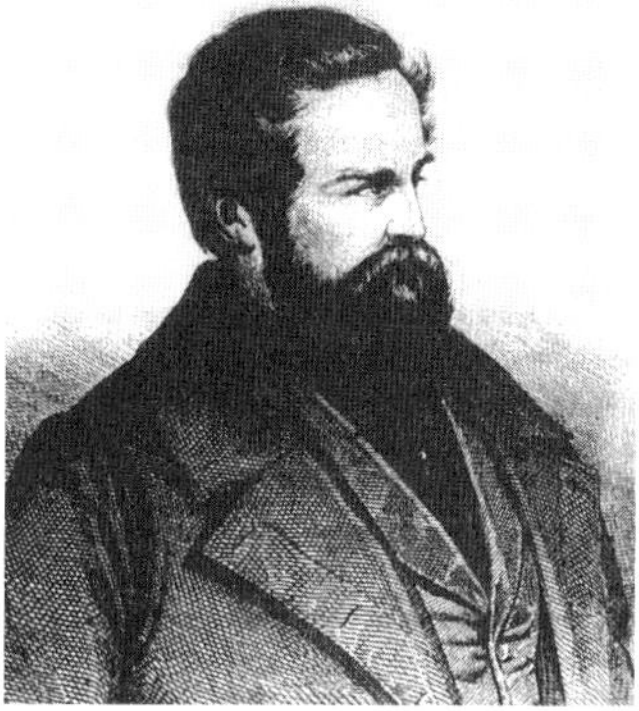
図1　ヤーコプ・ハインリヒ・ロス

ハインリヒ・フリードリヒ・フランケ（一八〇五～四八）は、水治療法に関して著述するさいには、ヤーコプ・ハインリヒ・ロスという筆名を使用したために、この名で知られている（図1）。学生時代の飲み仲間がかれにつけたものだが、「馬」（Roß）

をフランス語表記にした「ロス」（Rausse）に由来する。ヤーコプ・ハインリヒ・ロスはプリースニッツの弟子だが、師の水治療法には批判的で、ロス独自の水治療法を確立していた。

このヤーコプ・ハインリヒ・ロスこそは、ドイツ・ロマン派歌劇の頂点に君臨するリヒャルト・ワーグナーが信奉していた水治療法医で、一八五一年九月にはスイスのチューリヒ州のハウセン近郊のアルビスブルンにあったロスの水治療法施設で冷水治療法を受けている。

その弟子のテオドール・ハーンとも個人的な交友を有していた。さらに、ワーグナーはハーンから菜食主義の薫陶を受けるのだ（本章後述）。

薬剤師助手を辞職したハーンは、一八四七年十月にルートヴィヒスルスト北西に位置するレーゼンに一路邁進《いちろまいしん》した。当時、この地でロスが水治療法施設を開業していたからである。自身で水治療法を体験したのち、ハーンはロスの水治療法に魅了されて、熱狂的な支持者となる。

さらに四週間、ハーンはタバコ、ワイン、コーヒーの摂取禁止も実践した。この節制のあとに、それらを身体が自然に欲しがらなくなることを体験する。食事の量も減らしたのは、食べ過ぎたときには、ぜんそくの発作がかならず発生するのを、身をもって知っていたからである。

　ロスのもとにいたこの時期、ハーンには意外な事実がある。のちには菜食主義食餌療法を推奨したことで名を残すハーンだが、この時点では、かれ自身は適切な量での肉食をやめていなかった。ハーンには肉がおいしく感じられたのと、ロスも禁じなかったからだ。

　一八四八年のイースターに、ロスはハーンとともにバイエルン地方北部のヴンジーデル近郊のアレクサンダースバートへ転居する。より大きな水治療法施設を譲り受けるためであった。

　ところが、移転してまもなく、ロスが急死してしまう。テオドール・ハーンにとっては、青天の霹靂《へきれき》であった。

ハーンの菜食主義思想

　ロスの死後、一念発起したハーンはライプツィヒ大学で一学期のあいだ、さまざまな講義を聴講したのちに、一八四九年春にメクレンブルク地方のシュヴェリーンで水治療法医として開業する。

　この時期に、ハーンはフーフェラントの『長寿学』（一七九六年）を読み、肉食の有害性を知った。子どものクループ（せきと呼吸困難をもたらす咽頭・気管の疾患）に関する一八五一年に出版されたハーンの著作では、子どもには五歳まではいっさい肉食をさせず、五歳から一五歳まではごくわずかに肉をあたえるべきだとしている。

ハーンはスイスのザンクト・ガレン州のブーヘンタール、ボーデンゼー湖畔のバート・ホルンと居を移したが、一八五二年にチューリヒ州のティーフェナウで、ハーンは菜食主義療法を導入した。かれ自身はこの少し以前から肉食をやめていたが、この地の水治療法診療所で、ハーンは最終的には自身の患者すべてに菜食主義食を厳格に導入するようになった。かれの『自然に即した食餌療法、未来の食餌療法』は、一八五九年に出版されている。

さらに診療所を転々としたのちの一八六四年に、かれはザンクト・ガレン近郊のオーバーヴァイトで自身の新しい水治療法施設を設立する。この地でハーンは夏には療養客に施術し、冬には自然哲学に関する著述に没頭した。なかでも、『自然に即した生活様式実践ハンドブック』(一八六五年)が知られている。

一八八三年三月初旬に直腸がんによって五九歳で世を去ったテオドール・ハーンだが、かれによって、菜食主義という思想が理論的に成立し、さらにはそれが生活改革運動の思想的原動力として広まっていったのである。

ハーンによると、自然療法医とは食餌療法医にして予防医学士である。病気のときにはまず、正常かつ自然な生活条件を整えて、自然に反するような生活条件を排除しなければならない。つぎには、水、日光、空気、熱、食物、運動、休息を用いた最も自然な方法によって、自然療法医は生命が有している自然治癒力を励起すべきものだとした。

ちなみに、そうした健康な生活様式には、肉食の放棄もふくまれていて、それが自然に即した生活様式と結びついた結果、生命、とくによろこばしい力強い活動に通じると主張している。

このような人間のありかたを、ハーンは「ウェゲトゥス」（vegetus）に由来する「ヴェゲタリアニスムス」（Vegetarianismus）と定義した。肉食をしないゆえの、活気のある、壮健な、力強い状態を意味している。ちなみに、この語は「ヴェゲタリスムス」（Vegetarismus）と同義で、現在でも両方が通用している。

ハーンの菜食主義思想の背景には、人間は本来、果実食動物であったのが、地殻の大変動の影響で肉食へと移行したという歴史認識があった。肉食のよろこびは文明の付随現象だと考えた。人間の歯や消化器官も、人間が生来は果実食動物であったことの証拠であると、これまでの解剖学の成果を援用していた。

もし自分が食する動物をその人間が自分自身で殺さなければならないとすれば、菜食主義者はもっと多く増えたはずである。というのも、家畜が屠殺される場面は非常にたくさんの人間にとってあまりに残酷だからだ。このように、ハーンは考えていた。かれにとっては、人間の本能や感情にも、肉食は適していないのであって、肉食のよろこびは動物に対する軽視と共感欠如にほかならない。

かくのごとく、動物の生命を尊重する発想があってこそ、ハーンの菜食主義思想が健康実践のためだけではなく、生活改革運動の指針としてもなりえたのである。

ドイツ最初の菜食主義協会を設立したエードゥアルト・バルツァー

ドイツで菜食主義の普及に寄与した、もうひとり重要な人物がいる。エードゥアルト・バルツァー（一八一四〜八七）である。

だが、前節で言及したテオドール・ハーンとちがって、バルツァーは患者に施術した自然療法医でもなければ、菜食主義思想に関して深い熟考を重ねたわけでもない。また、新しい自然療法や新規の治療法を考案したのでもない。

バルツァーの活動は健康的にして自然に即した生活様式を教導し、菜食主義の道徳的かつ健全な意義を説明することだった。肉食を放棄し、自然に寄りそった生活様式を実践することが道徳的義務であると説く一方で、最初の菜食主義協会の設立によって、自然療法に大きく貢献したのだ。

一八一四年に、エードゥアルト・バルツァーはライプツィヒ北方に位置するホーエンライナの実直なプロテスタント牧師の家に生まれた。のちにかれに大きな影響をあたえる菜食主義理論家テオドール・ハーンよりも一〇歳年長である。

少年時代の体験として、バルツァーはコマドリを銃で撃ち殺したときに、自身の行為の不当さを心の奥深くで感じたために、動物を殺せなくなったという。人間はその滋養のために動物を殺してはならないという、菜食主義の道徳的な意義は、この幼少時の体験がその思想の中心にあるようだ。

少年エードゥアルトを変えたもうひとつの体験がある。かれには年の離れた長兄がいたが、長じて牧師になったのちに、心を病んでしまったことである。この事態が家族全体に暗い影を投げかけて、かれもまた子ども心に苦しんだ。この体験も少年時代のバルツァーの心に大きく作用したとされる。

ギムナジウム卒業試験の直前に、バルツァーは膝《しつ》関節結核を発症した。ライプツィヒの外科医がギプスで固定してしまったために、長期にわたって通学できず、野外での運動もできなくなった。しかも、事故で病気の足全体の皮膚にやけどを負ってしまうのだが、たまたまこれが幸いして、病気から回復した結果、卒業試験を受けて、合格できたのだった。

一八三四年、バルツァーはライプツィヒ大学に入学し、神学と文献学をメインに、ギリシア語、ヘブライ語、天文学、哲学、歴史、人類学、解剖学、精神医学を学んだ。

学生時代のバルツァーは居酒屋などには寄りつかず、馬術、水泳、ボートなどのスポーツやコンサート、演劇を愛し、彫刻芸術の研究に没頭した。ごくわずかな友人とスポーツにいそしんだ。

父の望みにしたがって、ハレ大学の神学部に転入する。この地でめきめきと頭角を現したバルツァーは、自分の教師のかわりに日曜日の説教に登壇することもあったが、思想としては合理主義的な神学に傾いていった。

その後、二度の神学試験にも無事に合格したバルツァーだが、風邪をこじらせて、声がかれてしまう。そして、このさいに、自然療法と出会うのだ。いわゆる「学校医学」の医師がバルツァーに口蓋垂《こうがいすい》の切除をすすめたのに対して、ライプツィヒの著名なホメオパシー医フランツ・ハルトマン博士（一七九六〜一八五三）は、首の湿布と食餌療法を処方したが、最終的には後者のおかげで完治したのだった。

一八四一年二月に、バルツァーはライプツィヒ近郊のデリッチュで牧師助手と病院説教者としての職を得て、この地で合理主義的神学派に属する牧師協会に入会する。さらに一八四七年にはハルツ地方のノルトハウゼンで自由福音派の自治体が誕生して、バルツァーはその牧師に任命される。

つまり、バルツァーは同時代ではラディカルな神学や政治思想を支持する牧師であったということである。

この新興の自治体で市会議員や首長に就任したかれは、政治家としても評価された結果、一八四九年にフランクフルトのパウロ教会の準備議会に選出される。

一八四八年から翌年にかけては、ドイツ革命が勃発していた時期にあたる。憲法制定による民主主義的なドイツ統一をめざす準備議会がフランクフルトのパウロ教会で召集されていたのだが、そのメンバーにバルツァーは選出されたのだ。

そして、この大商業都市で菜食主義を知ったバルツァーは、その持論と運動を開始するのである。

菜食主義の伝道家として

すでにその前年にバルツァーは、フランクフルト市のおなじく準備議会メンバーのグスタフ・シュトルーヴェ（一八〇五〜七〇）と出会っている。シュトルーヴェはラディカルな民主主義政治家であるが、菜食主義者として有名であった。ほかにも、菜食主義者テオドール・ハーンを信奉する若い神学者との知己を得て、菜食主義に強い関心をもった。

ついに、菜食主義による生活改革の可能性を確信するにいたったバルツァーは五二歳であった一八六六年秋に喫煙と肉食を放棄する。四週間後には、その家族もまた菜食主義者となり、周囲の友人たちも肉食をやめていった。

一八六七年のイースターの時期に、バルツァーは友人たち数人と「自然生活様式協会」を設立する。肉食の放棄を健康と道徳向上の権利として主張するという趣旨のもとである。この会はすぐに「ドイツ自然生活様式協会」へと拡大発展し、ドイツ最初の菜食主義協会となった。

規則的に会誌を発行して、道徳や健康のための生活刷新を説き、菜食主義は献立の問題だけでなく、道徳的な生活のありかたであるとして推進した。

バルツァーが家畜を肥育する慣例に反対であったのは、肥育された家畜が肥満病に冒されていると考えていたからである。くわえて、畜産が人間から重要な食糧を奪い、パンの価格を高くしていたことから、畜産を制限することで、土壌そのものからもっと多くの人間を養える。そうすると、人間に植物性の食糧を直接に供給できるし、家畜の飼料のために使用する土壌はもっと少なくてすむと考えていた。

思想的にラディカルな牧師であったバルツァーには、菜食主義こそ、宗教による人類の生活改革の基礎であった。肉食をやめることは、人類全体を向上させて、身体、魂、精神のすばらしい調和を生み出すもので、人間が朗らかに、かつその使命に満足して生きて、その生活を充足させられると考えたのだった。それゆえ、肉食は不自然な食事にして、まちがった生活様式なのだ。

かれによると、卵もふくめて、殺された動物に由来する食事すべてにくわえて、香辛料とアルコールもすべて有害であったが、乳と乳製品は健全とみなされた。

晩年に膀胱疾患で苦しんだバルツァーは義姉妹を頼って、バーデン地方のドゥルラッハ近郊のグレッツィンゲンに移住したが、菜食主義協会の会誌編集や執筆活動は継続し、一八八三年の第一四回会議では講演もおこなった。一八八七年六月、バルツァーは腎臓疾患によって七三歳で死去した。

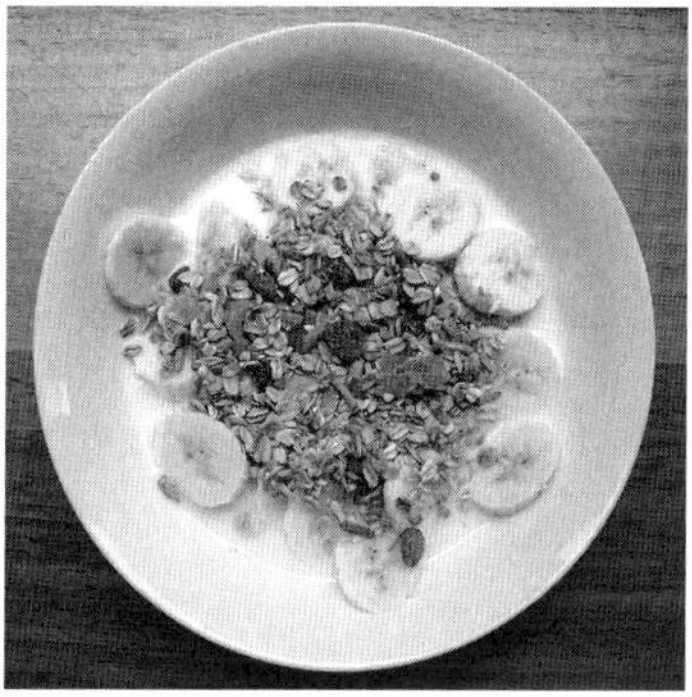

図2　バナナ、ドライフルーツ、牛乳をくわえたミューズリ調理例

ミューズリの考案者ビルヒャー＝ベナー

ドイツのホテルの朝食はたいていがバイキング形式なのだが、種々のパンとともに、かならず用意されているのが、ミューズリである（図2）。

ドイツ語ではミュースリと発音するが、種子やナッツ類を混ぜた穀物加工食、いわゆるシリアルの名称である。

現在は、朝食として根づいているミューズリだが、かつてのスイスでは夕食だったという。もともとは病院食だったことのなごりだろう。

考案者の名前をとって、ビルヒャーミューズリとも呼ばれるが、日本でも輸入食品をあつかうスーパーで容易に購入できるこの菜食主義食を、一九〇〇年ごろに考案した自然療法医こそが、スイス出身のマクシミリアン・オスカー・ビルヒャー＝ベナー（一八六七〜一九三九）なのである（図3）。

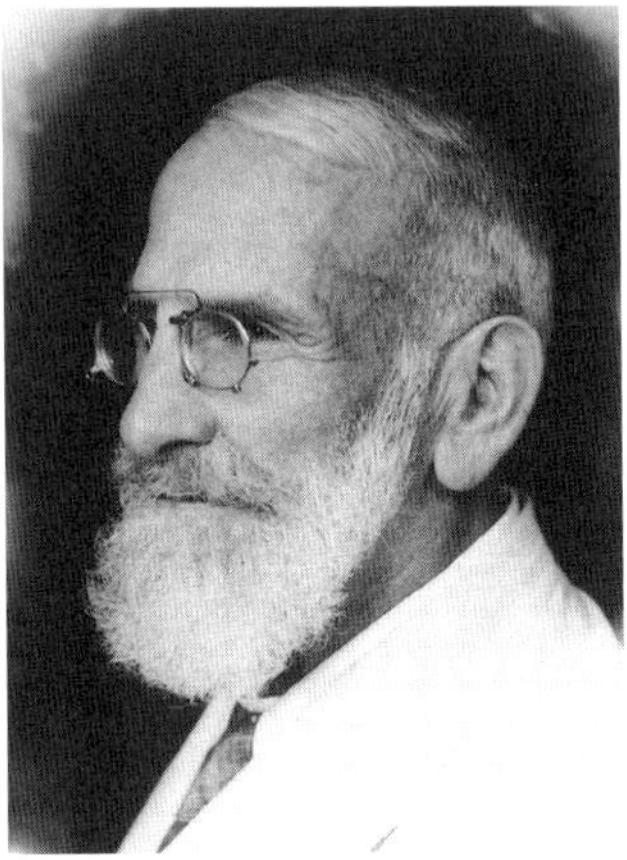

図3　マクシミリアン・オスカー・ビルヒャー＝ベナー

一八九三年に結婚してからは、妻の姓であるベナーを冠して、ビルヒャー＝ベナーという二重姓となった。この時代の人間として、妻の姓をともに名乗るというのは、なかなかめずらしかったはずである。

かれの子どもは四人の男児と三人の女児であったが、三人が医者になった。医者にならなかった息子もまた、ほかの三人と同様に、父親の仕事をよく助けたし、娘婿のひとりも義父のサナトリウムでの研究に大いに寄与した。

一八九一年にチューリヒで開業したビルヒャー＝ベナーも「学校医学」を修めたのち、自然療法医に転向した人物である。医学生時代に、睡眠剤が不眠を治療するわけではないのを経験したかれは、恩師から、身体の鍛錬と湿布の処方を紹介されていた。

契機となったのは、持病の胃下垂をわずらい、三〇年のあいだ消化機能減退で苦しんでいた女性患者を治療したさいのことである。大学で学んだ治療をいろいろ試したが、まったく効果がなかった。菜食主義者の学生の進言で、未調理の果実、ナッツ類、サラダ、温野菜、黒パン（ライ麦の粗びき穀粒入りのパン）による食餌療法を処方したところ、快癒したのだった。菜食主義者が医者に勝利した瞬間だった。

これ以降、ビルヒャー＝ベナーは菜食主義食と栄養学の研究に邁進していく。

有名な神経科医で禁酒運動家であったオーギュスト・フォレル（一八四八〜一九三一）から学生時代に禁酒の必要性を学んでいたビルヒャー＝ベナーは、一八九六年にドレスデンのヴァイサー・ヒルシュ村の食餌療法医ハインリヒ・ラーマン（第六章参照）、ウィーンの水治療法医ヴィルヘルム・ヴィンターニッツ（一八三四〜一九一七）をたずねて、知見を広めた。

プリースニッツやクナイプ（第二章参照）、アルノルト・リークリ（第四章参照）のほか、ドイツ人生理学者マックス・ルーブナー（一八五四〜一九三二）、バーゼルの生理学者グスタフ・フォン・ブンゲ（一八四四〜一九二〇）、デンマークの栄養学者ミケル・ヒンドヘーデ（一八六二〜一九四五）、ドイツの歯科医カール・レーゼ（一八六四〜一九四七）、スウェーデンの栄養学者ラグナー・ベルク（一八七三〜一九五六）、イギリスの生理学者アレクサンダー・ヘイグ（一八五三〜一九二四）といった人びとの研究から、菜食主義療法を探求したのち、ビルヒャー＝ベナーはついに一八九七年、食餌療法専門の私立病院をチューリヒで開業するのだ。

ビルヒャー＝ベナーの菜食主義理論

日光には大切な栄養素があると考えていたビルヒャー＝ベナーであるが、菜食主義食餌療法医グスタフ・シュリッカイゼン（一八四三〜九三）も、同様の見解を一八七五年に出版した『果実とパン』で表明していた。

それゆえ、ビルヒャー＝ベナーにとっては、未調理の植物から得られるカロリーのほうが、動物性食物のものよりも健全に思われた。植物のなかでは、日光のエネルギーが生命力に変換されるのだが、動物の体内では、そうしたエネルギーの生成はなされないという考えかたである。

また、植物内にあるそうした生命エネルギーは、調理によって失われてしまうために、生のままの未調理状態での摂取が推奨された。果実類は皮や種もいっしょに、穀物の種子やジャガイモなどの塊茎《かいけい》も殻ごとすべてまるごとを食するべきとされたのは、それらの植物性食物はそのすべてに日光からの栄養素がバランスよく含有されているとみなされたからである。

これらの栄養摂取に悪影響をあたえるために、ビルヒャー＝ベナーもまた、やはり薬剤の使用は不適切と考えた。

ちなみに、ビルヒャー＝ベナーの「治療食」（Heilnahrung）とは、生の果実類、ナッツ類、生野菜、サラダなどの未調理の植物食である。くだものはできるかぎりすべてを食す。生野菜とサラダの調味料としては、油とレモン、あるいは塩抜きのマヨネーズを使う。慢性病のときには一ヵ月のあいだ、この食事を摂取しつづけるのである。

とはいえ、かれにとって、菜食主義食は健康維持の重要な手段だが、唯一のものではない。日光浴、空気浴、清澄な空気、屋外での滞在、充分な運動、健全な飲料水の摂取などによって、菜食主義食は効能を発揮するのだ。

そして、菜食主義と適度な日光浴によって、身体だけでなく、魂の平穏ももたらされると考えられた。まちがった食事、アルコールなどの刺激物によって、体内の状態が悪化すると、魂は不安、興奮、苦痛にさらされてしまう。だが、食事を改善することで、体内環境が回復すると、ふたたび魂の平穏も取り戻されるという発想なのだった。

食餌療法としての断食療法

食餌療法のひとつとして一般によく知られているのは菜食主義だが、もうひとつは断食療法である。あえて食べずに、水も飲まないことで、身体に刺激をあたえるという発想の治療法のことだ。

「断食」そのものは、ユダヤ教、イスラム教、キリスト教、仏教といった宗教では、修行や祈願などの宗教的行為でもあるので、それ自体はポピュラーではある。

だが、自然療法としての「断食療法」は、あくまで治療として施術されるものである。とはいえ、近代医学に慣れ親しんだわれわれにとって、断食療法と聞くと、おそらく違和感が最も大きいのではないだろうか。というのも、病気のさいには、しっかりと栄養のある食事をとって、休息と睡眠をとるというのがふつうだからだ。

だが、断食療法のばあい、あえて食事や水分の摂取を制限することで、身体の治癒力を喚起するという発想で回復をめざすのである。

断食療法のドイツ語は「ハイルファステン」（Heilfasten）であって、逐語的には「健康のための断食」という意味である。

断食療法の歴史は、医学そのものとおなじく古い。ヒポクラテスやガレノスも断食療法を用いたし、アウルス・コルネリウス・ケルススもその『医学論』で奨励している。中世イスラム世界の大哲学者で医者のアヴィケンナ（イブン・スィーナー、九八〇～一〇三七）もその価値を認識しており、パラケルススも梅毒を断食療法で治療したといわれている。

また十八世紀前半では、「氷水治療法」で知られたマルタ島のカプチン会修道士ベルンハルディ・マリー・ドゥ・カストロジアンヌ神父が断食療法を併用していたし、ホフマン滴剤という家庭常備薬を発明したハレの医師フリードリヒ・ホフマン（一六六〇～一七四二）も断食療法を重視していた。

そして、十九世紀前半には、シュロート療法と呼ばれる断食療法を創始したのが、後述するヨハン（またはヨハネス）・シュロートで、水治療法で一世を風靡《ふうび》したヴィンツェンツ・プリースニッツの同時代人である。

さらに十九世紀後半には、ふたりのアメリカ人医師が断食療法の有効性を証明した。ヘンリー・サミュエル・タナー博士（一八三一～一九一八）は、一八八〇年にある医学アカデミーの監視下でみずから四〇日間の断食療法を実践している。そのさい、かれは水だけを摂取する方法で、体重を約一六・五キロ減量したが、そののちの八日間で、減量した体重をふたたび完全に増量することに成功した。

もうひとりのペンシルヴァニア州北西部ミードヴィル出身のエドワード・フッカー・デューイ（一八三七〜一九〇四）は、朝食を食べない断食療法を確立している。

このデューイの断食療法は、ドイツでもそれなりに知られていたようだ。デューイの著作『断食療法と朝食断食』（一九〇〇年）は、近代的な断食療法を確立したドレスデンの自然療法医ジークフリート・メラー（一八七一〜一九四三）の紹介文つきで独訳されており、一九二二年には第三版まで重ねている。

ちなみに、チェコ出身の作家フランツ・カフカ（一八八三〜一九二四）の短編小説『断食芸人』は一九二二年に発表されたものだが、断食芸人は実在していた。

じっさいに断食を「芸」としてみせる興行が十九世紀後半から二十世紀前半までよくおこなわれていた。近年の研究によると、イタリア人の断食芸人ジョバンニ・スッチ（一八五三〜一九一八）は、カフカがその短編作品のモデルにした可能性があるらしい。

この物語の主人公が断食中には水を飲むだけであるのと、興行期間が四〇日になっているのも、四旬節《しじゅんせつ》（キリスト教の斎戒期間で四〇日間、次項参照）とタナーの断食実験が四〇日であったことと符合していて、断食に関する当時の認識に即していると思われる。

ドイツではやはり現在でも、食餌療法のひとつとして、断食療法は少なからずおこなわれている。

たとえば、ニーダーザクセン州の温泉保養地バート・ピュルモントの断食療法医オットー・ブーヒンガー（一八七八〜一九六六）による『断食療法』（*Das Heilfasten*）は、初版が一九三五年に出版されたのち、二〇一八年の第二六版まで上梓されつづけている。

この断食療法解説書の第二六版まえがきを記しているアンドレアス・ブーヒンガー博士は、原著者のオットー・ブーヒンガー一世の孫で、その父のオットー・ブーヒンガー二世（一九一三〜二〇〇三）も断食療法医であり、すなわち三代つづく断食療法医である。

しかも、アンドレアスの息女も現在、一九二〇年に初代オットーがバート・ピュルモントで開業して以来の診療所で活動しているとのことで、なんと四世代にわたる断食療法医の家系なのだ。

断食療法もまたさまざまな方法論と哲学にもとづいている自然療法だが、四代つづくブーヒンガー一族の思想と治療方法は、九〇年近く版を重ねている息の長い解説書とともに、断食療法一般がドイツに根づいている証左である。

断食とカーニヴァル

断食療法のドイツ語「ハイルファステン」（Heilfasten）の Fasten は「断食期間」、その動詞形 fasten は「断食をする」という意味である。これらの語は、現在でもドイツ国内でおこなわれている有名な祝祭のカーニヴァルを意味するドイツ語の語源でもある。

そもそも、カーニヴァルとは四旬節直前におこなわれる祝祭である。四旬節とはキリスト教の復活祭前日までの四〇日の断食期間をいうのだが、イエスが体験した荒野での四〇日間の断食や苦難を記念する行事のことである。その直前の一週間や三日間におこなわれる祝祭が、いわゆるカーニヴァルと呼ばれている。

つまり、翌日から断食期間に入るので、そのまえに飲めや歌えの大騒ぎのお祭りをするのだ。もともとは冬の悪霊退散と春の豊作を祈願する祭儀であった。

いわゆる「カーニヴァル」と訳されるドイツ語は、カーニヴァル（Karneval）、ファッシング（Fasching）、ファストナハト（Fastnacht）の三語である。

カーニヴァル（Karneval）はラテン語の carnem levāre に由来し、すなわち「肉を断つ」という意味の語である。

『独和大辞典 第二版』（小学館）によると、ファッシング（Fasching）の語源は、vast-schang という中世の中高ドイツ語に由来しており、この語は現在のドイツ語では、Ausschenken des Fastentrunks ということになるようだ。四旬節の精進期間にゆるされる飲みものをはかり売りする、店で飲ませるという意味らしい。

そしてファストナハト（Fastnacht）は直訳すると、「断食前の夜」を意味している。ちなみに、カーニヴァルは日本語では「謝肉祭」とも訳す。

この訳語の意味が少しわかりにくいのだが、「謝」という字は「ことわる」、「やめる」という「断」という字の意味である。すなわち、「謝肉」とは「肉を断つ」ということなのだ。

また、カトリックではキリストの苦難をしのぶために定められた、肉食をしない日を「小斎《しょうさい》」と呼ぶが、「斎」という漢字も、酒や肉のない食事や精進料理を意味している。

キリスト教においては、断食そのものが治療というよりも、もともと宗教的行為として重要であったことがよくわかる。

ヨハン・シュロートによる断食療法

自然療法医は食餌療法として菜食主義食を治療に導入することが多いが、断食療法はまったく異なる発想である。とはいえ、けっしてなにも食さないのではなく、一定期間の断食を療養生活のサイクルに組みこむのである。

この近代的な断食療法を確立したのが、ヨハン・シュロート（一七九八〜一八五六、図4）である。現代では、かなり苛酷な身体的負担を必要とする自然療法であるが、その創

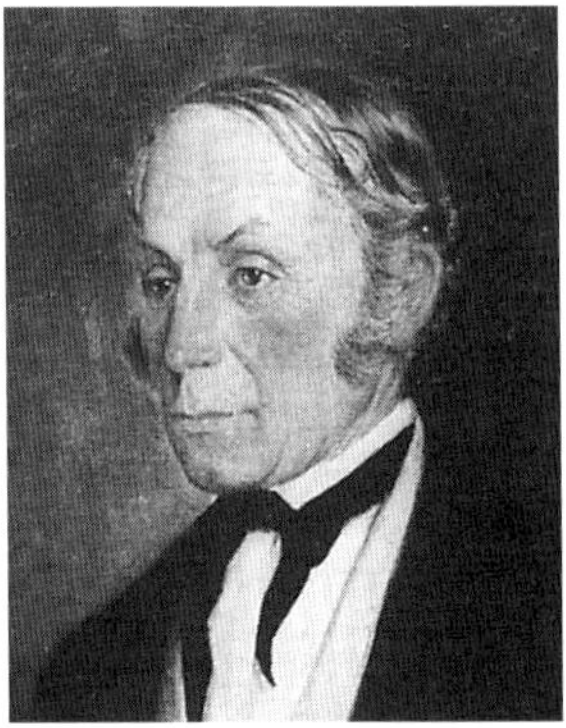

図4　ヨハン・シュロート

始者の名を冠したシュロート療法として、ヨーロッパでは普及している。

代表的なのが、オーストリアのケルンテン州のオーバーフェラッハにある「シュロートクア」（Die Schrothkur）という家族経営のサナトリウムである。その名のとおり、オリジナルのシュロート療法による施術を一八二六年からおこなっている療養所なのだ。

ホームページは日本語に対応していないが、シュロート考案の断食療法のことを丁寧に説明している（https://www.schrothkur.at/）。

ちなみに、シュロート療法という語は、『独和大辞典 第二版』（小学館）に収録されていて、「慢性病を体質改善で治す食餌療法」とあって、シュロートが「オーストリアの自然療法医」と付記されている。

日本でも、断食療法を健康法の一環として導入している診療所もある。けっして絶食するわけではなく、「半断食」の自然療法として知られていて、腸内環境の改善や免疫力の回復をうたっているようだ。

断食療法の最初の理論家ヨハン・シュロート

『一般ドイツ人名辞典』によると、かれの生年は一七九八年と一八〇〇年の説があり、当時はオーストリア領シュレージエン地方のフライバルダウ近郊のベーミッシュドルフで生を受けた。

非常に興味深いのは、どちらの生年説でも、シュロートは一七九九年生まれのヴィンツェンツ・プリースニッツと一歳しかちがわないうえに、おなじくフライバルダウ近郊のグレーフェンベルク出身のかれと同時期にフライバルダウ村の小学校に通っていたという。のちに自然療法医として世に知られるこのふたりがおなじ小学校で学んでいたことは、奇縁としかいいようがない。

シュロート少年が七歳のときに、父が世を去った。母の再婚相手は農夫であったために、シュロートはその農業経営を相続したり、運送業もいとなんだ。

プリースニッツとおなじく、シュロートもまた、その体験から自然療法の着想を得た。

・水をたくさん飲んだ馬はのどがかわいた馬よりも汗を多くかいて、早く疲労する。
・野生動物は茂みで腹をすかせつつも健康である。
・病気になった馬はいっさい動かずに絶食し水分もとらないが、それでみずからふたたび回復していく。

こうした家畜のようすを観察したシュロートは、断食療法にたどりつく。水の大量摂取は人間の健康にもよくない。それゆえ、食事と水分を断つことで病気を治療できる。水分を断つことで、体内の体液を健全にする効果があると考えたのだ。

くわえて、シュロートが断食療法とともに併用したのが湿布である。

かれによると、作物の種子が成長するには、温かい湿り気が必要であり、人間もまた、胎児が成長するのは、母胎のなかである。温かい湿り気こそが生命一般が成長する基本条件であって、人間や動物が発病するのは、その不足ゆえである。すなわち、温かい湿り気を使用すれば、その病気を癒せるという発想であった。

かれもまた、この湿布をみずからに試行した人物である。馬に蹴られた事故で、膝関節を損傷してしまったのを、昼間だけでなく夜間も湿布することで、数週間後には完治したという。

かれは獣医のもとで病気の動物に触れて、治療のさいに自然の業《わざ》による効果があるのを確信したのである。

おなじ小学校に通っていたことで、シュロートは当時もプリースニッツと比較されてきた。一八三六年にはプリースニッツは著名であったが、シュロートはほぼ無名であった。

前者の水治療法が称賛されたのに対して、後者の断食療法は詐欺行為と嘲笑された。

一八三九年になってようやく、シュロートのもとに療養患者が滞在するようになったが、翌四〇年の患者数は八八名、さらに翌四一年にも七七名しかいなかった。ところが、同時期のプリースニッツのもとには、たとえば一八三九年には一二〇〇名の患者が滞在しており、そのなかには医師が一二〇名いたのだった。

とはいえ、この時期にプリースニッツのグレーフェンベルクのとなりにあるリンデヴィーゼ（現チェコ共和国、リポヴァー＝ラーズニエ）に居をかまえるシュロートはいくらか名が知られるようになったために、その自然療法による治療と診療施設の運営は公的に認可された。かれのもとには、プリースニッツの水治療法に失望した患者たちが集うようになっていたのだ。

シュロートの患者には、ロシアのアレクサンドル・フォン・バリアンティンスキー侯爵（一八一四〜七九）や、ヴュルテンブルク王国第二代国王ヴィルヘルム・フォン・ヴュルテンブルク（一七八一〜一八六四）という王侯貴族もいた。

なかでも、ヴュルテンブルク王は戦傷のために医師には膝から切断すべきだといわれていたが、その足を治療したのだ。これによって、シュロートの名声は高まった。さらに一八五一年にプリースニッツが死去してようやく、シュロートを来訪する患者数が増加したのだった。

シュロート療法の詳細

シュロート式といわれる断食療法は現在、多少のヴァリエーションがあるようだが、ドレスデンの断食療法医ジークフリート・メラー博士が改良したタイプは、以下のような一週間のサイクルで施術される。

すなわち、表で示したように週に三日の「ドライデー」につづき、大小の「ドリンクデー」が二日ずつ設定されており、これが一週間の断食療法のサイクルとなる。

さらに、毎晩六〜八時間の湿布を全身、あるいは体の四分の三に巻くのも施術の一環である。湿布の温度は発汗を促進するくらいの温かさで、湿布を外したのちには、水分を拭きとってマッサージをおこなう。毎朝、全身での温水浴と口の洗浄は課されているが、それ以外ではいっさいの水の使用は禁じられている。

日中は、ストレスにならない程度のできるかぎり充分な散策と深呼吸、空気浴と日光浴も励行する。

治療期間の最終日は、「ビッグドリンクデー」にするのがベストとされている。

じつは、断食療法は終了したあとが非常に重要で、従来の食生活にすぐに戻るのはきわ

ドライデー	月曜、水曜、金曜	古い乾燥したゼンメルパン（皮がかたい白パン）と干しプラムのみを欲しいだけ食べることがゆるされている。しかし、ゆっくりと咀嚼して、入念に唾液とかみ合わせなければならない。水分摂取はいっさい禁止される。
リトルドリンクデー	火曜、土曜	食事は月曜とおなじくゼンメルパンと干しプラムを食べたいだけ食べてよいが、昼の12時には、水で煮こんだとろみのあるオートミールが追加される。ひき割りエン麦、粗びきの穀物粉、米、サゴ米、キビ、ソバ、麺類やマカロニなどを使ったオートミールなどでもよい。これにレモン果汁や砂糖を少しかけるとおいしくなる。午後4時からは、グラス1杯分の温めたワインが提供されるが、できるかぎり時間をかけて、何度かにわけて飲まなければならない。まだのどの渇きがおさまらなければ、冷やしたワインを最大500ミリリットルまで飲んでもよい。だが、このワインの量が少なければ少ないほど効果がある。ワインを飲むときには、ゼンメルパンを食べることになっている。
ビッグドリンクデー	木曜、日曜	ゼンメルパンと干しプラムという食事はこれまでと同様だが、昼の12時にはエン麦、ゼンメルパン、穀物粉、ひき割り麦などのとろみがあるスープののちに、干しプラムのコンポートつきで、火曜日に食べたオートミールが提供される。水分としては、早朝にグラス1杯の温かい赤ワイン、事情によっては糖分も追加して給されるが、ゆっくりと少しずつ嚥下しなければならない。午後4時には今度はグラス1杯分の温かい白ワインを飲む。必要があれば、このあとに冷やしたワインを飲んでもよいが、1日で飲んでよいのは1リットルまでで、やはり少なければ少ないほどよいとされる。食事もおなじくゼンメルパンである。

シュロート療法のサイクル

めて危険である。それゆえ、日常生活に復帰するために、治療のあとに継続的な介護やケアをおこなう「後療法《こうりようほう》」によって、少しずつ回復していくのである。

それゆえ、断食療法の翌日もふたたび「ビッグドリンクデー」の食事メニューなのだが、昼食だけが変わって、米が入ったブイヨン（肉の煮出しスープ）、あるいは米の入った野菜スープとなる。

後療法二日目は早朝に温水での沐浴《もくよく》をしたあと、朝食は紅茶およびバターとゼンメルパン、昼食は鶏肉とライスまたはカリフラワー、ジャガイモがゆ、半熟卵、午後と夕食はゼンメルパンとワインという食事である。

三日目からは菜食あるいは肉と野菜の混合食となるが、ゆっくりと食事し、よく咀嚼《そしやく》するのが前提となる。以降の数日も適度な量の食事を心がけて、のどが渇くと、ワインを飲むのだが、ばあいによっては発泡性のミネラルウォーターやアルカリ水で薄めたものにする。それ以降もワインを少量だけ飲むことが推奨される。

この様式でのシュロート療法は一般的に四週間からさらに数週間を要する。断食療法を一週間つづけたのちに一週間の「後療法」、また断食療法と「後療法」といったぐあいに、この週間サイクルを数度くりかえすのである。

とはいうものの、きわめて厳格な食事や生活習慣によって、有機体としての人体の反作用力を消耗させないようにするのが肝要なのだ。

芸術家フィードゥスと断食療法

二十世紀初期に一世を風靡したユーゲントシュティールの芸術家で生活改革運動家であったフィードゥスと自然療法の関係という視点で、ここで少し言及しておこう。生活改革運動と自然療法が結びつきやすいことはすでに述べたが、このフィードゥスもまたその好例であるからだ。

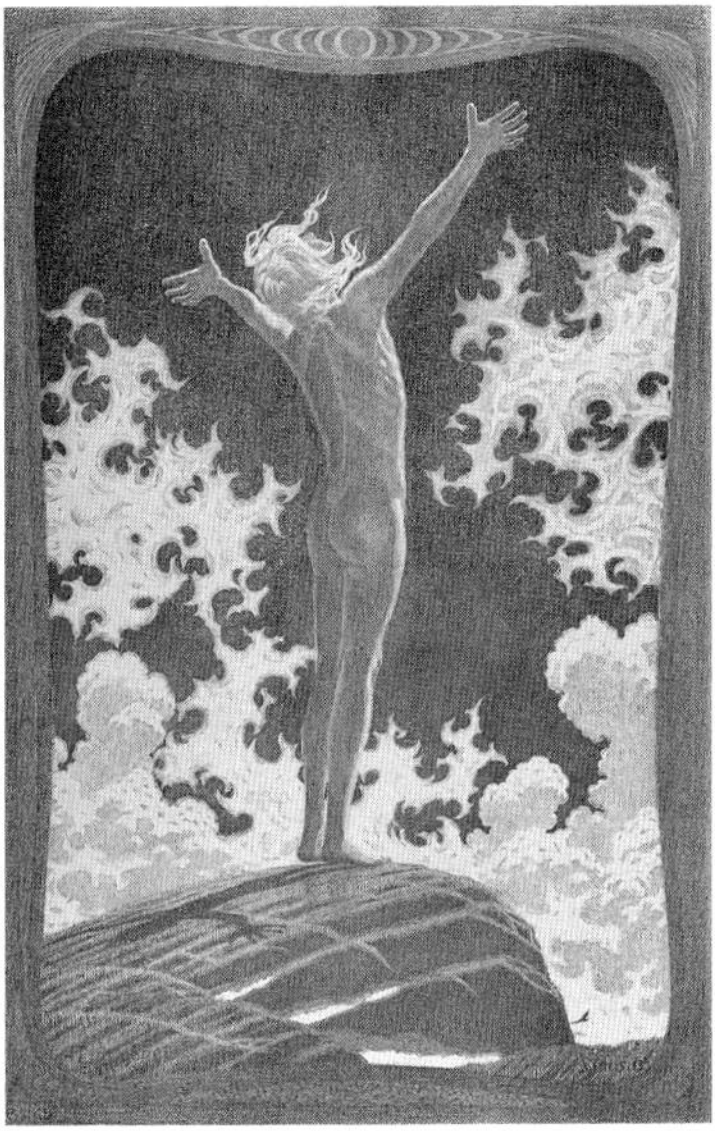

図５　《光への祈り》、1913年

フィードゥスこと、フーゴー・ヘッペナー（一八六八～一九四八）は、現在では《光への祈り》という作品を残した生活改革運動家として知られている（図５）。一九一三年に制作されたこの作品は複製生産されて、ドイツ青年運動の頂点となった同年のマイスナー祭典で販売されたことから、ドイツ青年運動のシンボルアイコンとなった（モデルも青年運動家だったといわれる）。

みずからも裸体生活を実践し、神智学とも関係が深かったフィードゥスだが、二歳で受けた種痘（天然痘の予防接種）がもとで狼瘡《ろうそう》（ループス。皮膚、特に顔面にしこりができる病気）を発症したために、腺病質《せんびょうしつ》（貧弱な体格で貧血気味で、虚弱な体質）で病床につくことも多かった。それゆえ、少年時から自然療法に関心をもったのだった。

たとえば、一五歳のフィードゥスは羊毛服を推奨した生活改革運動家グスタフ・イェーガーの著作に触れている。イェーガーは綿製の服着用を提唱したドレスデンの自然療法医ハインリヒ・ラーマンと並ぶ衣服改革運動家であった。

ミュンヒェンの美術アカデミーの学生時代に、いくつかの自然療法施設でシュロート療法やクナイプ療法による治療を経験したが、フィードゥスにははかばかしい効能がなかった。最終的には外科手術で足の外傷を治療できたが、生涯、足が不自由であった。

一九〇七年にベルリン南東のヴォルタースドルフのシェーンブリックに自身のデザインによる終《つい》の棲家《すみか》を建てたフィードゥスは、その家で生活共同体《コミューン》を運営して、生活改革を実践した（図6）。この時代の多くの生活改革運動家たちが、志をおなじくする人びととコロニーやコミューンで暮らしたのと同様である。

だが、かれのこの自宅で、断食療法をめぐる悲劇は発生した。
フィードゥスの家で神智学を知った、マクデブルクの司祭の息子であるゲオルク・バウエルンファイントは一九一一年十二月初旬に断食療法がもとで落命してしまう。神智学に没頭していたバウエルンファイントは二ヵ月におよぶ断食療法をおこなっていたとされる。詳細は明らかではない。

神智学は神の啓示に神秘的直観で近づこうとする思想であるために、なんらかの関連があったようだが、確固としたサポートがない断食療法の危険さを示唆するものではあるだろう。

フィードゥスのコミューンではかれの死を悼み、フィードゥスはバウエルンファイントを絵に残したほか、その死の三日後に、かれの名にちなんで「聖ゲオルク同盟」を設立したのだった。

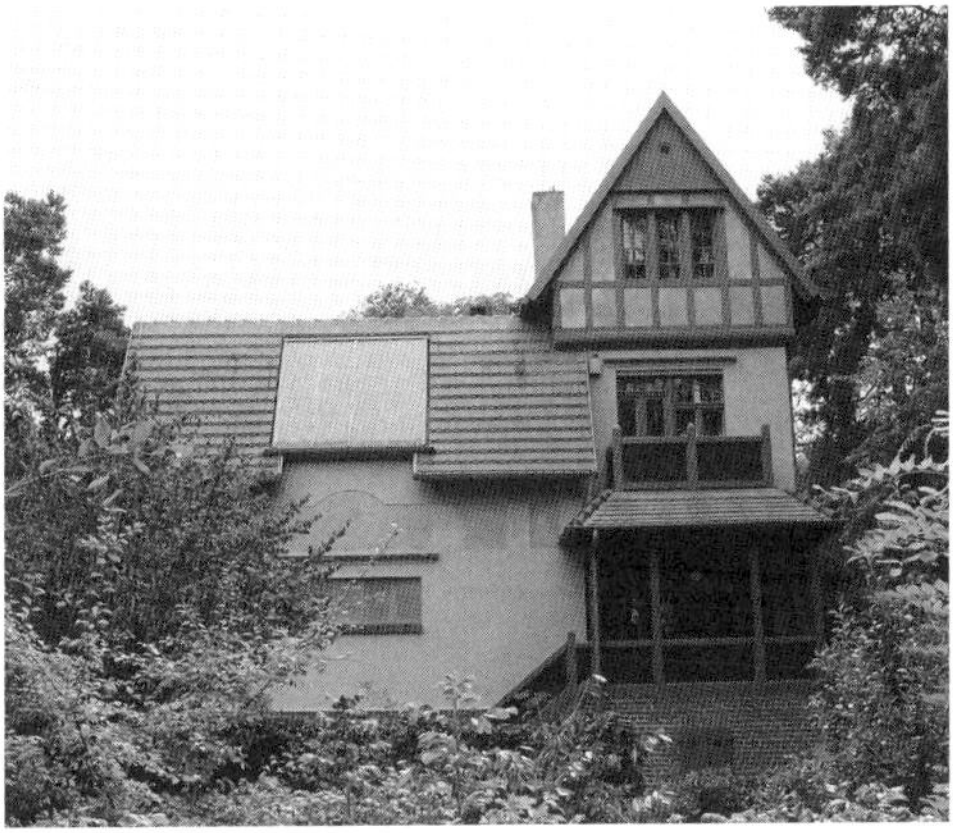

図6　事件があったフィードゥス自宅、ベルリン近郊ヴォルタースドルフのシェーンブリック地区

ワーグナー、水治療法を知る

ドイツ最大の歌劇作曲家リヒャルト・ワーグナーが自然療法、それもヤーコプ・ハインリヒ・ロスによる水治療法の信奉者となったのは、一八五一年のことである。

この時期のワーグナーは、一八四九年のドレスデンでの民衆蜂起に加担したために、追跡を逃れて、スイスのチューリヒで亡命生活を送っており、以後四年間、作曲活動が停滞していたとされている。

そうした時期に、ワーグナーの親しい友人であった音楽家、音楽批評家、作曲家の肩書を有するテオドール・ウーリリヒ（一八二二～五三）を介して、水治療法を知った。というのも、ウーリリヒがロスの水治療法を信奉していたからである。

このウーリリヒが一八五一年七月から八月にワーグナーを訪問しているあいだに、水治療法を強く推奨していたのだ。かれこそは、ワーグナーに、当時チューリヒ州ハウセン近郊のアルビスブルンにあったヤーコプ・ハインリヒ・ロスの水治療法施設ではじめての水治療法を受けるように説得したり、ロスの弟子の菜食主義運動家テオドール・ハーンと引きあわせた人物である。

かくのごとく、友人テオドール・ウーリリヒの影響は大きかった。そのことを、ワーグナ

―本人が自伝『わが生涯』第三部で記している。

新しいことがらに眼をむけるように、といって、ウーリヒはわたしに長期におよぶ決定的な影響をあたえた。つまり、かれは水治療という治療法を熱狂的にほめそやしたのだ。かれはわたしにロスという人物による水治療法に関する著作を持参してくれており、その本はとりわけ、フォイエルバッハ［一八〇四～七二、キリスト教を批判した唯物論哲学者］的なものに通じるラディカルな傾向が、不思議にわたしを満足させてくれた。いんちき治療すべてをふくめた医学全体を大胆に拒否する一方で、身体に力をあたえて元気にする水をシステマティックに使用して治療するという、このうえなく単純な自然療法を推奨していた。わたしはすぐさま、われを忘れるほど夢中になった。すなわち、その書物が主張していたのは、どんな薬剤も本来、有機体に作用するという時点ですでに毒物であって、それゆえ、その毒素は吸収されずに蓄積されていくということであった。くわえて、薬剤の長期服用が原因で回復不可能になった人間から、あの有名なプリースニッツが体内に蓄積された害毒を皮膚のほうへ押し流して、そのすべてを皮膚を通過して排出したことが実証されていたのである。

しかも、水治療法施設を訪問する以前から、ワーグナーはじっさいにロスの著作を読んで、その水治療法を個人的に実践していた。

ところが、自身の個人的な治療法ではすぐに満足できなくなったことを、一八五一年九月八日付の書簡でウーリヒに伝えている。「その半分でも、わたしはとにかくもう耐えられない。単なる食餌療法だけでは、なんの役にも立たなくなっている」。

ついに、ワーグナーがアルビスブルンでロス式の冷水治療法を施術されたのは、同年九月十五日から十一月二十三日までの期間である。親しい友人ふたりが同行していた。

この時期のワーグナーは、便秘と痛みをともなう顔面丹毒に苦悶しており、精神的には意気阻喪と同時に、強度の神経過敏に悩まされていた。この地での治療はそれなりの効果があったと、ワーグナー自身は当時、実感していたようである。

ワーグナーはアルビスブルンでの水治療法に対して完全に満足したわけではなかったが、食餌療法もふくめたこの自然療法をプライベートでも実践をつづけて、テオドール・ハーンに書簡での助言を求めたりしていた。

この一八五一年以降にふたたび、ワーグナーはジュネーヴ近郊のモルネクスで開業していたヴァイヤン博士という自然療法医の診断を受けるのだが、それによると、かれは身体に起因しない精神的な疾病に罹患しているとのことだった。つまり、身体は健康であるのだが、現代の視点では、不安障害であった可能性が高い。

鬼籍に入る一〇年まえの一八七三年でさえ、ワーグナーは体調がそれほど思わしくなかったが、スイスの山々を徒歩で逍遥《しょうよう》できた。だが、それにもかかわらず、身体のどこかに病気をかかえていると思っていた。その翌年になってようやく、かれは深刻な心臓病をわずらったのだが。

おそらく、晩年のワーグナーは狭心症に苦しんでいたが、それが原因で一八八三年二月十三日にヴェネツィアで死去している。

菜食主義者ワーグナー

終生、ワーグナーは水治療法の熱狂的な信奉者であって、一八五一年から五三年の時期にはとりわけヤーコプ・ハインリヒ・ロスの方法を支持していた。そのロスの後継者テオドール・ハーンが提唱する菜食主義という生活様式も実践するようになった。

十九世紀後半には、自然療法と菜食主義はいわばセットの組み合わせとして定着していくのだが、ドイツではすでに、菜食主義は思想として、自然療法よりも根づきはじめていた。

ワーグナーにおいても同様であって、くわえて、禁酒という生活様式も受け入れていたが、かれのこの菜食主義思想と連動していたのが、この時代から台頭しはじめていた動物愛護の思想であった。

たとえば、イギリスではすでに一八二二年に馬、羊、牛、豚などの大型家畜保護の最初の法律が公布されており、一八二四年には世界初の動物愛護協会が設立されていた。この協会は一八四〇年にヴィクトリア女王による公的な認可を受けて、英国王立動物虐待防止協会（RSPCA）として重要な役割をはたすようになった。それゆえ、イギリスはこの問題に関して主導的立場に立った。

これに対して、ドイツ帝国では、動物は法律的にいまだモノとしてのみ取りあつかわれていた。医学においても、年間、何千もの動物が「科学のため」という名目のもとに実験で殺されているという現状であった。

ドイツにおいて、実験動物の生体解剖に対する反対運動家のひとりが、エルンスト・フォン・ヴェーバー（一八三〇～一九〇二）であった。農夫であったヴェーバーは世界を旅行したのちに、一八七九年にドレスデンで、「科学による動物虐待を防止する国際協会」を創立した。この協会の出版物は版を重ねて、社会に大きな影響力をもっていた。この協会の著名な会員には、ハンガリーの音楽家フランツ・リスト（一八一一～八六）がいる。

ヴェーバーは、『科学の拷問室――一般民衆のための記録集』という七七頁におよぶ資料集を一八七九年に出版した。動物実験のイラストも収録されたこの刊行物はドイツ本国でも広範に受容されたほか、多くの言語に翻訳された。

かれはこれをワーグナーに送付して、自身の思想を支持してくれるように頼んだ。これに対して、ワーグナーは「〈科学の拷問室〉の著者エルンスト・フォン・ヴェーバー氏への公開書簡」を『バイロイト通信《ブレッター》』に掲載することで返答した。翌一八八〇年には、その公開書簡をパンフレットとして出版すると、それがほとんどバイロイト市の意志表明として知られるようになった。

ワーグナーがこの動物保護の問題を重視していたのは、のちにかれ自身が編集する全集に、この公開書簡を収録したことからも明らかである。

この公開書簡では、動物への「共感」（Mitleid）というキーワードを用いて、以下のような主張をしている。

> 動物を、ともに神に創造されたものとみなし、その濫用に対して共感する者だけが、動物虐待を全面的に阻止するためのほんとうの資格を自身がもっていると感じられる。こうした共感を感じる者だけが、動物保護のために、動物虐待に反対する他者と連帯できる。ともに神に創造されたものに対する共感こそは、動物虐待に抵抗するための

唯一の正当化された動機であって、この共感が、国民にとっての要求と教訓といったものすべての最高位にいまだ置かれていないということに、われわれの文明の呪わしさと、国教会による宗教における神の不在証明があるのだ。

こうした主張はすでに、菜食主義、それも動物保護の思想も包含した自然療法的な発想を超えて、文明批判および教会批判のレベルまでに到達している。文明を捨て、自然人の生活に戻ろうとしたり、堕落したとするキリスト教教会から訣別をはかろうとする生活改革運動の思想と同調しているともいえよう。

そして、ワーグナーは、結論の全文を強調のための隔字体《かくじたい》（語中の字間を開ける組みかた）を用いて、さらに「人間の尊厳」という語を太字印刷にして結論づけている。

> というのも、動物に対しても共感をいだくことで、人間が動物とは類別できるという段階にいたってようやく、**人間の尊厳**がなんとか証明されるというのが、これに関するわれわれの結論がいきつくところなのです。なぜなら一方で、動物が理性的かつ人間らしくあつかわれると、人間に対する共感さえ、われわれは動物から学び取れるからです。
>
> （太字と傍点は原著者。以下同様）

動物への「共感」によって、人間への共感も獲得できるというワーグナーであるが、動物愛護とこれを目的とする菜食主義に関するワーグナーの思考がさらに表現されているのが、公開書簡をパンフレットとして公刊した一八八〇年に書かれた論文『宗教と芸術』なのである。

ワーグナーの奇妙な芸術論

現在からすると、『宗教と芸術』後半の内容が、あのドイツ歌劇の巨匠リヒャルト・ワーグナーの手になる論文だと考えると、大きな違和感をもって受けとめられるにちがいない。

この論文は全三章から成立していて、第一章は古代史からのキリスト教と芸術を俯瞰している。キリスト教と芸術の親近性が述べられており、教会の堕落と連動して、音楽芸術の堕落がもたらされたとしている。

第二章では、キリスト教と音楽芸術をめぐる堕落の原因が論究されるのだが、人類の退廃が進んだ理由が人類史の視点から論じられる。人類が堕落から再生するためには、いかにするべきかというのが、第三章の論点となる。

ところが、最終章で披露される、動物愛護をふくめた菜食主義、禁酒といった自然療法信奉者としてのワーグナーによる文化人類学的な解釈は、現代の視点ではきわめて恣意的かつ奇異に映るものである。

語源が土地を耕作して農作物を栽培することに由来しているがごとく、文化とは平和を土壌として発芽するものだと記すワーグナーは、人間がそもそも菜食だったと考える。「人間を屠殺や動物の血肉による栄養摂取に追いやったのは元来、飢えによるのみにちがいない」とするゆえに、「ゆたかな穀物による栄養摂取にめぐまれた大民族は、もっときびしい風土にあっても、もっぱら菜食による栄養摂取によって活力や耐久力を喪失することはない」。

その具体例としては、ロシアの農民のほかに、日本人が言及されている。「さらに、ただ菜食しか知らない日本人に関しては、このうえなく鋭敏な知力をもちながら、きわめて勇猛であることが称賛されている」。

そして、「人類の再生」（Regeneration）をめざして活動しているのが、いわゆる「菜食主義者たちの協会」、これと密接な関係にある「動物愛護協会」である。これらの協会群が相互提携することで、一大勢力を形成できるのであって、さらには、「節酒協会」を主導する必要性を説いている。

自然療法の信奉者ワーグナーはやはり、飲酒を忌むべきものと考えていた。「飲酒癖という疫病は、われわれの近代的戦争文明の奴隷となった人びとすべてに対して、最後には根絶やしにするほどに蔓延《まんえん》している」と嫌悪している。

これらの三種の運動とならんで、最後に列挙されるのが社会主義運動である。一八四九年五月のドレスデン革命に関与し、その首謀者のひとりとみなされて、お尋ね者となったワーグナーにとって、新しい社会のありかたを示す思想として映っていたのであろう。

ワーグナーのこの芸術論は、菜食主義、動物愛護、節酒（禁酒といってもよい）という思想運動と、さらに社会主義運動が連携することで、「真の宗教」（wahre Religion）が取り戻されて、「人類の再生」がはかられるという構想で結ばれている。「芸術は真の宗教と完全に一致しているものであるのを発見した」というのが、かれのその根拠なのだった。

現代からすれば、これは一風変わった芸術論かもしれない。

だが、プリースニッツの弟子のヤーコプ・ハインリヒ・ロス式の水治療法の著作を読み、みずから実践し、療養施設で水治療法を受けたり、さらにロスの弟子テオドール・ハーンの菜食主義とこれに連動する動物愛護の思想を支持するワーグナーは、けっして特殊な事例ではない。

その芸術論において、社会主義とともに、菜食主義、動物愛護、節酒の思想を大胆に論拠とするワーグナーのありかたは、同時代でのその特殊性を浮き彫りにしているのではなく、むしろ、かれが生きた時代にそれらの思想がいかに普及していたかを知ることができる指標として考えるべきものだといえよう。

第四章　日光浴と裸体文化

太陽の治癒力の文化史

日光の癒しの力を、人類は誕生のときから信じてきた。世界のいたる地域に、太陽神や光の神への信仰が残っているからである。

日光浴療法（Sonnenbadkur）のことを最初に記したのは、「歴史の父」と呼ばれる紀元前五世紀のギリシアの歴史家ヘロドトス（生没年未詳）である。アッシリア人とエジプト人が日光浴のための特別なテラスをもっていると伝えている。また、古代ギリシアのエピダウロスにあった医神アスクレピオスの神殿には、南向きに開放された回廊があって、患者たちが寝室から直接に、空気や日光を浴《よく》せるようになっていたという。

その後、日光浴はギリシア人とローマ人の毎日の習慣になったし、その屋敷の屋上には「日光浴室《ソラリウム》」が設置されていて、そこで人びとは自身に香油を塗りつけて、日光に当たっていた。

ヒポクラテス、アウルス・コルネリウス・ケルスス、プリニウス、カエリウス・アウレリアヌスなどの医師や賢人たちが、日光浴の効能について記しており、三世紀のローマ帝国後期には、病気の者たちは気候の温暖な地で日光浴をおこなっていた。

ところが、中世では、日光の治癒力に関する知識がだんだんと失われていった。例外としては、ペルシアの医師イブン・シーナー（ラテン名アヴィケンナ、九八〇～一〇三七）であって、日光をあびて、新鮮な空気で運動すると、病気にかからないと考えていた。

近代に時代が移ると、ふたたび日光の治療効果が着目される。一七七四年、近代で最初に日光による治療について言及したのはフランス人医師ジャン・フランソワ・フォール（一七〇一～八五）で、下腿《かたい》潰瘍には温かい日光を当てることを推奨した。前述の名医フーフェラントも日光を勧めており、一八一五年にはエードゥアルト・レオポルト・レーベル（一七七九～一八一九）の日光浴の意味と日光浴場設立の可能性に関する研究がフーフェラントの学会誌で公表された。

翌一八一六年、ヨハン・ヴォルフガング・デーベライナー（一七八〇～一八四九）がその著で日光浴場を以下のように論じた。

空気、日光、土、水のなかにあってこそ、人間は成長し、健康かつ明朗でいられる。身体は食事で栄養を摂取するだけでなく、晴れた日光、清澄な空気、新鮮な水、鉄の力をふくんだ肥沃な土壌に浴さなければならないとし、日光浴の効能は強力なために、光から遠ざけられると、人間は病んで、精神力はそれゆえ鈍くなる。直射日光は光と熱があるために、健康な人にとっては良好である。一方で、病人は薄手の白い衣服を着用することで日光浴を享受できる。

しかも、デーベライナーはさまざまな色の光を使用することで、身体だけでなく、心の病にも効能があると考えていた。

この時期から、さまざまな医師たちが日光浴を治療に用いるようになった。

さらに一八三五年には、ハレの医師ゲオルク・アウグスト・ヴィルヘルム・ユリウス・ローゼンバウム（一八〇七〜七四）が佝僂病と腺病に対して、一八四五年にフランスの外科医アメデー・ボネ（一八〇九〜五八）が長期の関節疾患に対して、日光浴療法を推奨し、一八四六年には、パリ在住の内科専門医ヘルマン・レーベルト（一八一三〜七八）が腺病質の子どもを山地に滞在させようとしたし、リヨンでは医師たちは骨結核と関節結核の治療に日光浴を処方していた。

かくして、日光がもつ治癒力への信頼は十九世紀中期にはいくらか回復して、しかも、「学校医学」の医師たちもまた、日光浴に重きを置く者もいなかったわけではないが、「学校医学」全体では日光の治癒力をみとめてはいなかった。

「太陽博士」アルノルト・リークリ

こうした時代にあった一八五五年に、最初の日光浴サナトリウムをスロヴェニア西部のゴレンスカ地方のブレッド（当時はハンガリー領で、ドイツ語ではフェルデスという）に設立したのが、スイス出身の自然療法医アルノルト・リークリ（一八二三〜一九〇六）である。

リークリはプリースニッツとクナイプがいた時代を生きた人物だが、クナイプよりも長命だった。クナイプが水治療法医として世に知られる以前に、リークリはブレッドの自然療法医として著名であった。

そして、リークリもまた、その自然療法に複合的に菜食主義の食餌療法を導入し、自身も菜食主義者であったが、のちに肉食に復帰したことは後述したい。

スイスのベルン州のアーレ河畔のヴァンゲンで染色業者の子どもとして生まれたかれは、故郷で基礎教育を受けたのちに、ボン大学をはじめとするドイツの大学で物理学を学んだ。大学卒業後はエルバーフェルトで染色技術者として働いたのち、帰郷する。

故郷で家業を手伝いつつも満足しなかったリークリは、さらなる職業訓練の旅に出たのだが、この途上で水治療法医カール・ゴットリープ・ムンデ博士（一八〇五〜八七）や、ルイージ・コルナロ（一四六七?〜一五六六、ルネサンス期の人文主義者だが、菜食主義中心の小食による食餌療法で長命を誇ったとされる）の著作に出会う。水治療法に関心をいだいたリークリは、たとえばプリースニッツについて書かれた書物やロスの著作を入手し、水

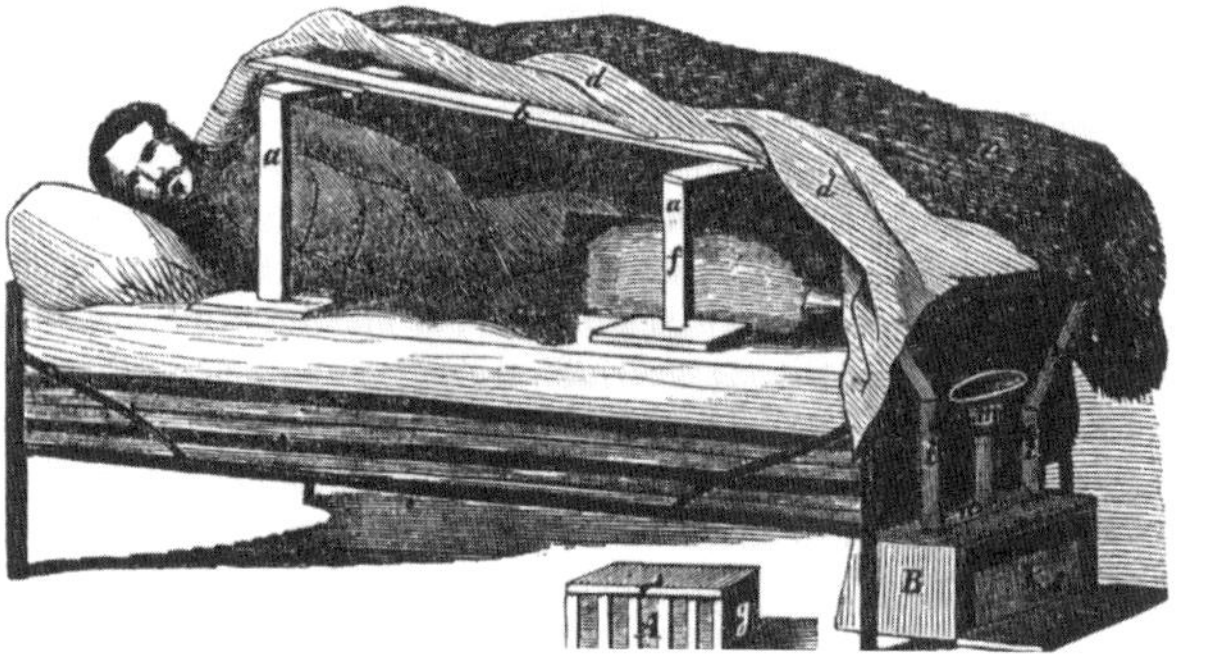

図1　リークリ発明の蒸気浴ベッドの構造図

治療法の研究に没頭するようになった。

さまざまな水治療法を自分の身体で試して、温水や冷水、蒸気熱や冷気の効用についても見識を高めたリークリは、ついに一八四八年に蒸気浴ベッドを発明し、蒸気熱を使用した水治療法で効果を確認する（図1）。

リークリが蒸気熱の利用を研究していた同時期に、断食療法でも知られるヨハン・シュロートもまた、温水浴と温熱湿布による水治療法をおこなっていた。この時期、クナイプはいまだ無名で、クナイプ水治療法で有名になるのは、数年後のことだ。それゆえ、温水浴療法と蒸気浴療法を自然療法に導入した功績は、シュロートとリークリに帰されるのである。

一八五二年に胸膜炎になったリークリは、なんと自力での治療に成功する。その後、ゴレンスカ地方のブレッドを来訪したかれは、ブレッド湖畔の風光明媚な風土が治療に最適であるのを確認すると、この地に移住して、念願であった、日光浴と蒸気浴を導入したサナトリウムを開業した。そして、この療養所には諸外国からも患者が殺到したのだった。

以後五〇年間、夏季はこのブレッドで慢性病患者を治療し、冬季はイタリア北東部のトリエストで急性疾患の施術につとめた。

リークリは当初、日光と温熱による治療をおこなっていたが、プリースニッツとロスがはじめた冷水治療法も併用するようになった。さらには、毎日の早朝の冷気をあびる空気浴も自身で試行した。この時代には、冷気に触れることは身体に悪影響があるという迷信が存在していたが、これを克服して、その効果を確認すると、一八六九年にリークリは空気浴を治療に導入するのだ。

日光浴と空気浴の自然療法

リークリの日光浴サナトリウムそのものも独特のもので、一日の施術のサイクルも規則正しく決められていた。

敷地内にはまず、患者たちが起居するための、外気と太陽光を取り入れやすく普請された空気小屋《ルフトヒュッテ》が五〇戸以上並んでいる。その小屋群の近くには、広い日光浴・空気浴公園が配置されているほか、水浴場や日光浴場を提供する建物も建てられていた。

空気小屋で起居および就寝する患者たちは、晴天日は日の出前から、曇りや雨の日はもう少し遅くから、山野の冷気に浴する。これが身体を冷やすための日光・空気浴であって、毎日二回が課されている。

また、患者たちは軽装かつ裸足で、数種の空気浴公園を行き来するのだが、患者ごとに遠近がさまざまに決まっており、その往復によっても身体が温められることが念頭に置かれている。空気浴公園では運動するのだが、歩行、走行、投石、深呼吸、庭仕事、徒手体操のほか、マッサージや乾布摩擦で身体を温めるのである。人によっては、この公園で安静にして身体を伸ばすのも重要な治療でもあるし、持参した朝食もそこで摂ることになっている。

そして、それぞれの施設に戻り、数時間を安静に過ごした午前中のうちに、日光浴をおこなう。これもおなじく、直射か間接か、二〇分か四〇分かということも、症状によって異なっていた。

午後には二回目の日光浴をおこなう。だが、全身浴ではなく、下半身のみで日光を浴したり、シャワー、温湿布や蒸気浴ベッドを用いて、発汗させるのである。

リークリの自然療法の中心には、身体の冷却と温熱化の交互サイクルという発想があって、運動や蒸気浴・日光浴による発汗で温めたり、空気浴と安静で冷やしたりを、交互におこなうことで、身体に刺激をあたえることを目的としている。

それゆえ、日光浴をする場合、その後の水浴と身体の洗浄とセットであった。極端に冷たい水による激しい刺激は避けるべきと考えられており、ほどよい冷水効果としては、半身浴で水温約二二度から二七度で五分間であった。水温と水浴時間はやはり患者ごとで設定がちがっていた。

ちなみに、食餌療法に関しては、リークリも、テオドール・ハーンの影響で菜食主義食を療養客に処方した。おもに牛乳、穀粉、果実で調理された菜食主義食で、よく咀嚼して、唾液と混合することが大事であって、こうした食事も身体へ新しい刺激をあたえる効果が期待された。

ほかには、朝晩にコップ一杯の水を飲むことが決められていた。というのも、身体の温熱化に必要な発汗は、水を飲む飲用療法と関連していたからである。

リークリの自然療法は、直接に日光、水、空気、土と触れることで、温熱と冷気という温度差がもたらす身体への刺激や、運動による発汗と安静などが身体や魂の生活リズムにあたえる影響に着目した最初のものであった。ライバルであったプリースニッツの冷水治療法も取り入れて、水治療法と日光浴療法のコンビネーションを確立し、その後の自然療法サナトリウムの祖型のひとつをつくりあげたといえよう。

二十世紀初頭の一九〇三年に、スイスの外科医で自然療法医のオーギュスト・ロリエ(一八七四〜一九五四)は、レマン湖畔の山村レザンで日光浴サナトリウムを開業する。ロリエはチューリヒとベルンで医学を学び、学位を取得しており、「学校医学」を習得した堂々たる自然療法医で、リンパ節結核、骨結核、関節結核などの専門治療を日光浴療法でおこなった。山地での空気浴、冷気浴もくわえた、患部を日光に直接当てる日光浴療法のプログラムであった。

一九二三年には四〇ヵ所近くのサナトリウムを大規模に運営して、その治療が成功をおさめた。のちにローザンヌ大学やベルン大学から名誉博士号を授与されるほどに、ロリエの日光浴療法は評価されたのである。

菜食主義者リークリの肉食転向

さて最後に、自然療法医としては一種のスキャンダルといえそうな、アルノルト・リークリの肉食回帰について述べよう。本書にとって、このエピソードはきわめて興味深いので、詳述したい。

自身のサナトリウムで菜食主義を処方するリークリがみずから菜食主義に転身したのは、三八歳のときである。ところが、その後、かれはふたたび菜食主義を捨てて、肉食へと転向したのだ。

三八歳で菜食主義へ移行したリークリは一二年間、体調がよくなり、非常にリフレッシュした生活を過ごした。もちろん、かれはその感動を自身の著作や出版物で表明している。ところが、一三年目以降の二年間は、リークリの健康状態にそれ以上の改善がみられることはなかった。それから、反動がやってきた。

牛乳、バター、卵は食していたかれだが、野菜食の滋養のみでは健康状態が悪化してくるのに気づくと、果実食に対して嫌気がさして、嘔吐するようになった。直腸カタルの状態が持続し、不自然な衰弱、軽度の性的不能、不機嫌、将来への不安、四肢の冷え性、夜間の不眠と昼間の眠気に苦しんだ。さらには、チーズ、脂肪分、砂糖、肉類といった、舌をよろこばせる刺激的な料理が食べたくてたまらなくなり、指の爪がひび割れて、山を登るときには心臓の動悸がとまらなくなった。

だが当初、リークリはその体調の悪化を明らかにしなかった。というより、できなかったのだ。それまでは、菜食主義の長所を自著で語り、患者にも菜食主義食への変更を奨励してきたリークリに、その反対のことを言明できるはずがなかった。

しかしながら、かれには最終的に、肉食へ復帰する以外の道は残されていなかった。ふたたび毎日、肉を食するようになり、ワイン、ビール、コーヒー、紅茶を飲んだ。旧来の食生活に戻した二年後、リークリが苦しんでいたすべての体調不調は解消されたのだった。

一時的な菜食主義食の効果は絶大だが、長期におよぶ治療食としての菜食は適していないという結論を、リークリは公明正大に自分自身とこれまでの著作、公衆に対して表明して、一八七八年に菜食主義協会を退会、しかも、権威ある自然療法誌『自然療法医《ナトゥーアアルット》』にその理由を記し、菜食主義からの離脱を主張したのである。

当然ながら、菜食主義運動家たちはリークリの「変節」を激しく攻撃した。

リークリのこのエピソードを伝える自然療法医アルフレート・ブラウホレは、かれのことを、菜食主義者パウロがふたたびサウルになったと喩《たと》えている。つまり、サウルとはユダヤ名であって、当初、ユダヤ教徒としてキリスト教を迫害していたが、のちにキリスト教徒となり、パウロと改名し、聖人としても崇められた『新約聖書』著者のひとりである。一度は菜食主義へ「改宗」したリークリが、迫害する者の立場へと再度「転向」したという意味である。

だが、すでに意を決していたリークリは、かれらからの容赦ない攻撃をもはや取り合おうとはしなかった。

リークリのこの問題は、菜食主義だけではなく、自然療法全般に関するものだろう。やはり、その効能はおそらく施術を受ける患者の体質、生物学的性別、年齢その他によって千差万別であって、それぞれの治療法に対して適合あるいは不適合があるということを示していると思われる。

日光浴の効果は裸体文化を生む

十九世紀中葉以降、アルノルト・リークリを筆頭とする日光浴療法の効果が信じられてくると、これを背景として、ヨーロッパの文明批判を内包した生活改革運動と連動していく。とりわけ、その一部が極端なかたちで台頭したのが裸体文化運動である。

人間は太古の時代は全裸であったと主張し、不健全かつ腐敗した市民生活の習慣や文化としての衣服を放棄して、健康に効果がある太陽光を裸体で直接にあびるという生活様式を実践しようとした。

そして、生活改革運動の思想群、つまり裸体文化、菜食主義、禁酒禁煙、衣服改革といった思想は、自然療法の治療プログラムと同様に、またもや複合的に結合していく。その根本にあるテーゼは、文明・都市・市民生活の悪弊排除による生活および生きかたの改革であって、新しい生活様式による健康の達成と維持なのである。

自然療法と生活改革運動はそもそもたがいの性質が近いために結びつきやすい。

というのも、自然療法は従来の「学校医学」が治療できない疾病を、（古代から存在してはいたが）まったく異なる発想で快癒させる治療法である一方で、「学校医学」が近代的な社会生活のシンボルでもあるために、自然療法は近代批判の精神を有しているからである。

くわえて、生活改革運動は、食事、衣服、住居、健康をめぐる生活態度や生活様式をより良きものへと変革しようと試行する社会運動である。都市部での大衆文化や消費文化の発展、農村での過疎化や社会の階級格差の進行といった時代状況に対して、自然回帰をめざす反近代的・反市民社会的な思想が多様な領域で社会運動化したものである。

すなわち、自然療法と生活改革運動は、双方が従来の慣習や制度に反対すると同時に、反近代・反文明的な性質を共有しているがために、相性がよいのだ。さらにいえば、自然療法の思想を、日常生活に導入する社会運動が生活改革運動なのである。

同時代人としてはきわめてラディカルであった初期の生活改革運動家たちは、社会や市民の無理解や抵抗と闘いつづけたのだが、時代が二十世紀という新世紀に突入する前後から、少しずつではあるが、社会に受容されるようになっていったのも、その台頭が半世紀ほど早かった自然療法と軌を一にしている。

次項では、現在は忘却されてしまったに等しい、十九世紀後半のドイツ人芸術家カール・ヴィルヘルム・ディーフェンバッハをつうじて、生活改革思想と自然療法との近縁性を紹介したい。

裸体文化の初期提唱者ディーフェンバッハ

カール・ヴィルヘルム・ディーフェンバッハ（一八五一～一九一三、図2）は、ヘッセン地方ナッサウ・ハダマール公国の首都ハダマールで、十九世紀後半最初の年である一八五一年に生を受けた。その父はギムナジウムの図画教師で、ヘッセン・ハダマール公のために絵を描いたこともあるが、病弱であった。病に伏した父のかわりに、ギムナジウムの同級生に図画を教えたのがカール・ヴィルヘルムで、少年時代から絵の才能があったらしい。

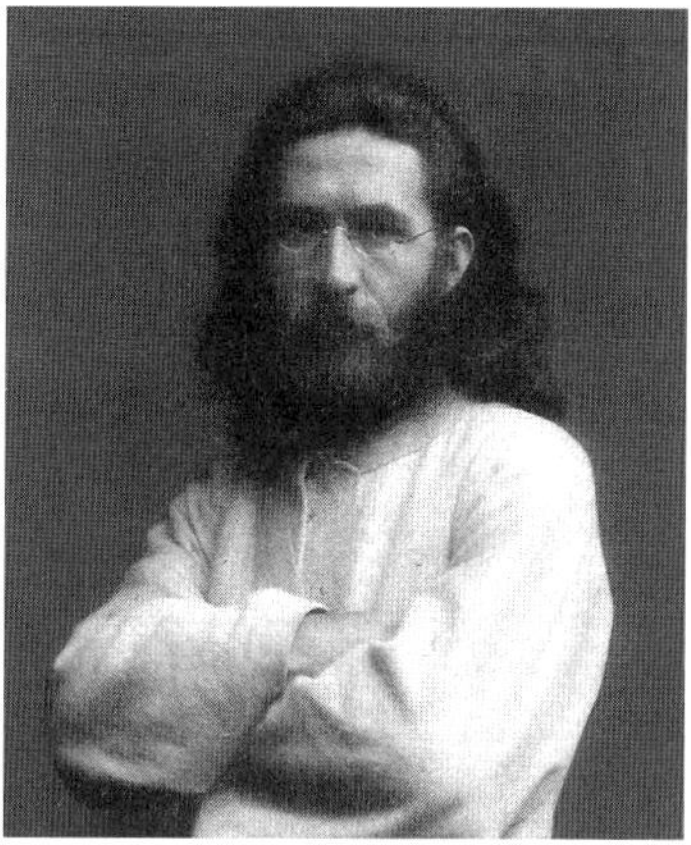

図2　カール・ヴィルヘルム・ディーフェンバッハ

リンブルクの鉄道設計事務所で雑用をして、家計を支えたのち、写真家たちのもとで写真術を学ぶという修業時代を過ごした。一八七二年に父親もかつて学んだミュンヒェン造形美術アカデミーに入学したディーフェンバッハだが、チフスに罹患したために、実家で療養するも、注射時の不始末が原因で化膿したために、利き手である右腕の上腕二頭筋を切除した。だが、病後に復学したかれは、七年間の研鑽《けんさん》の結果、芸術家としての評価を獲得する。

本書にとって重要なのは、これ以降のかれのことである。体調不良に苦しむディーフェンバッハは、生活改革運動の思想にのめりこんでいくのだ。

一八八一年四月のフランクフルトの自由思想家会議で、かれは菜食主義思想家エードゥアルト・バルツァー（第三章参照）と出会い、菜食主義の支持者となる。

一八八二年四月からは、痔、頭痛、痙攣《けいれん》といった持病が原因で、仕事に支障をきたしたディーフェンバッハは、その苦痛を軽減させる試みとして、修道服のような羊毛《ウール》の衣服を身につけはじめる。羊毛素材の衣服は、動物学者、衛生学者、医師の肩書をもつグスタフ・イェーガーが提唱する「改革服」の素材である（第三、六章参照）。イェーガーと論争したハインリヒ・ラーマンとは衣服改革という視点では立場をおなじくしていたが、素材に関しては、ラーマンは木綿《コットン》の優位を主張していた。

一八八三年にディーフェンバッハがデザインした家には日光浴・空気浴用の部屋が用意されていたのだが、日光浴療法を施術するサナトリウムを運営するアルノルト・リークリと書簡で交流していた影響である。

そして、一八八四年夏からは、ついに修道服の下にはなにも身につけなくなり、裸足で歩くようになった。六月末の覚書に、「ひと月のあいだずっと雨でとても寒かったが、「裸」で過ごして、裸足になってからは、歯の痛みはなかった」と記している。

この時期には、頭髪もひげも整えなくなっており、長髪、口ひげ、修道服、裸足という異装の外見で知られていた。

「裸足の預言者」グスト・グレーザー（一八七九〜一九五八）、「放浪の説教師」ヨハネス・グートツァイト（一八五三〜一九三五）といった生活改革運動家たちは、ディーフェンバッハの弟子であって、師と同様のいでたちで知られていた。

ちなみに、かれの最も著名な弟子がフィードゥス（本名フーゴー・ヘッペナー、一八六八〜一九四八）で、ユーゲントシュティールを代表する芸術家である。師ディーフェンバッハと袂《たもと》を分かったのちも、師とおなじく、裸体文化、菜食主義、禁酒禁煙などの生活改革を実践しつつ、ベルリン近郊の南東部に位置するヴォルタースドルフで生活共同体《コミューン》をいとなんだ（第三章参照）。

なお一八八四年十月、ディーフェンバッハはミュンヒェンのセントラルホールで生活改革を呼びかける最初の講演をおこない、肉食、飲酒、性の放縦、婚外子の社会的不遇を舌鋒鋭く批判し、自然に即した生活を普及させる施設の設立を提案している。

ところが、かれは反対者たちによってミュンヒェンからの移住を余儀なくされる。そのため、ミュンヒェンの南方のイーザルタールのヘルリーゲルスクロイトの採石場に移住し、少数の支持者たちとともに、生活共同体を運営した。ときには全裸で日光浴や空気浴を楽しみながら、菜食主義、禁酒禁煙、反教会、反文明といった、みずからの思想を実践し、芸術制作に従事したのだった。

生活共同体の解散と再結成、弟子との対立と離反、個展の成功と失敗、私生活のスキャンダルをくりかえしつつ、漂泊をつづけたのち、晩年のディーフェンバッハがその最期まで過ごしたのは、イタリア南部のカンパーニュ地方ナポリ湾口にあるカプリ島である。

かれの晩年において、イタリア本島以外に、六週間だけドイツに滞在したことがある。その場所とは、ドレスデン近郊のヴァイサー・ヒルシュであって、ハインリヒ・ラーマンのサナトリウムに滞在して、自然療法による治療を受けていたのだ。

かくして、その生涯において、ディーフェンバッハは自然療法を信頼しつづけたのだが、かれの人生は、自然療法とかれの生活改革思想がいかに類縁性をもっているかを示しているだろう。

日光浴の効能が認識されるようになると、日光をたくさん浴することの重要性が喚起される。すなわち、衣服を脱ぎ捨てて、全身で日光浴をおこなうほうがより効率的で健康的だという思考が誕生する。こうした考えかたは、さまざまな社会問題に影響をあたえた。たとえば、婦人服の改革運動である。

二十世紀初頭までは、社会的身分や職業によって、男性も女性も服装が規定されており、逆に衣服は身分や職業を表すものであった。それぞれが属する階層によって、形体や色が定められており、均一の外見をしていた。

一九〇〇年ごろの市民の婦人服は四・五キロほどの重量があったという計測データがあり、どんな小さな買いものだろうと、これを毎日着用して出かけていたのだから、女性たちが動くのはたいへんだったことがわかる。

アメリカでは、一八五〇年代に女性解放運動家アメリア・ジェンクス・ブルーマー（一八一八〜九四）が動きにくい婦人服に反対して、いわゆるニッカーボッカー（ひざ下で裾口を絞るゆったりした半ズボン）を考案した。このパンツルックはアメリカの女性フェミニストたちが着用して、有名になった。

婦人服をめぐる大きな問題のもうひとつは、コルセットの着用である。コルセットの締めつけは動きを制限し、女性の内臓を痛めるもので、すでに十八世紀後半に、博物学者ゲオルク・フォルスター（一七五四〜九四）や解剖学者で医師のザムエル・トーマス・ゼメリング（一七五五〜一八三〇）がコルセットの有害性を主張しており、十九世紀後半にも女性のコルセット着用は批判されていたが、市民女性のファッションとして存続していた。
女性問題に取り組んだマルガレーテ・ポッホハンマー（一八五二〜一九二六）が一八九八年四月にベルリンで企画した婦人服改革がテーマの最初の展覧会は、八五〇〇人の来場者があった。
ポッホハンマーはこの展覧会で以下のようなコンセプトを発表している。

わたしたちはあらゆる種類のユニフォームを拒否します。改革服はわたしたちのために存在しているのではありません。わたしたちが育てたいのは、個性なのです。（中略）昔ながらの衣服を新奇のまったく女性らしくない衣服に逸脱しようというのではありません。そうではなくて、わたしたちの展覧会の目的とされている衣服へと理性的に矛盾なく発展するもので、それは健康的であると同時に、実用的で美しいものです。

すなわち、ここにいたって、衣服デザインと医学は融合するのであって、その結果、婦人服改革運動はさらに世に知られていくことになったのである。

たとえば、オーストリアの画家グスタフ・クリムト（一八六二〜一九一八）は婦人服改革運動に尽力した最初の芸術家のひとりである。

その生涯のパートナーであったファッションデザイナーのエミーリエ・フレーゲ（一八七四〜一九五二）が改革服を着ている写真が残っているが、もちろんクリムトがデザインしたものである（図3）。

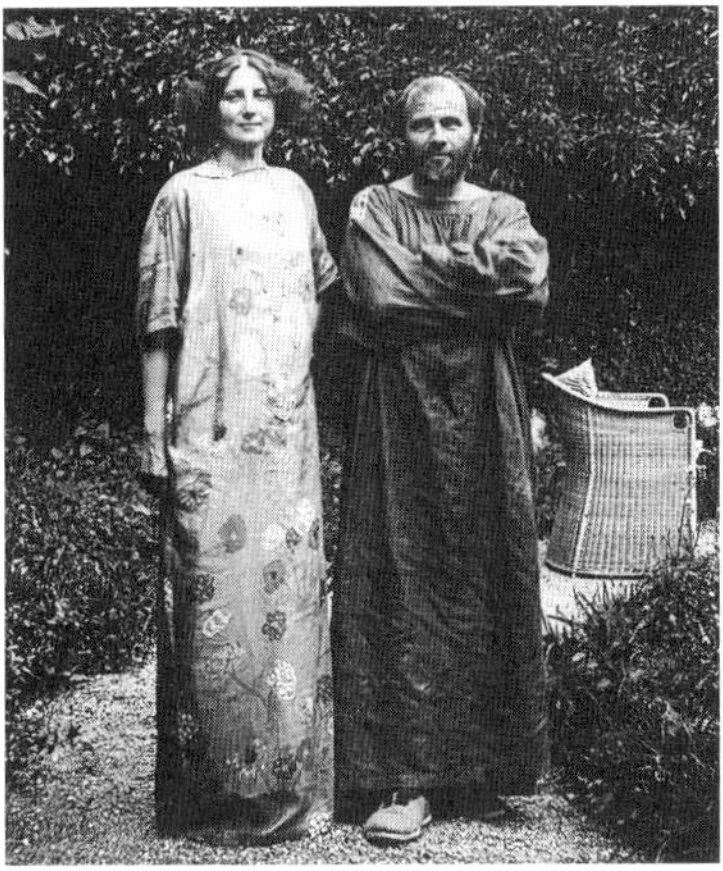

図3　改革服を着ているエミーリエ・フレーゲ（左）と仕事着のクリムト

フレーゲは夏用の改革服に、当時流行していた長いボアと大きな帽子を合わせていたり、ウィーン分離派の芸術家が設立したウィーン工房がデザインした白と黒の幾何学模様が特徴的な改革服を着用している。ここには、クリムト自身も有名な自作の仕事着を着ているのだが、ユニセックスなデザイン思想であるのがわかるだろう。

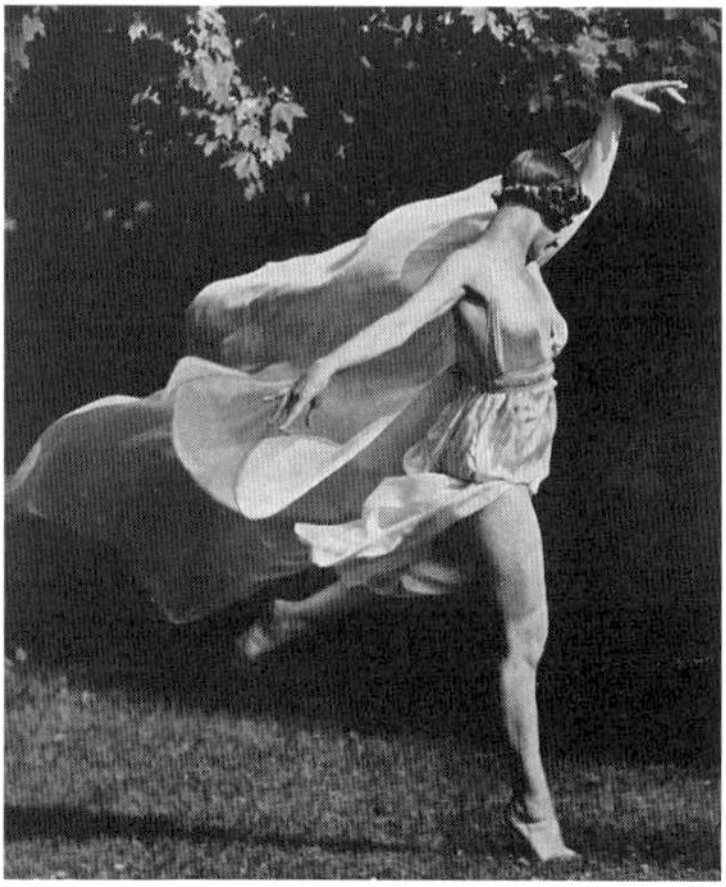

図4　イザドラ・ダンカン

「裸足のイザドラ」

十九世紀と二十世紀の転換期で、特異な生涯を送った女性舞踊家がイザドラ・ダンカン（一八七七〜一九二七、図4）である。

イザドラは、女性をめぐる社会的背景とさまざまな女性解放運動との関連で非常に重要な芸術家なのであって、「モダンダンスの祖」と呼ばれる彼女が、ヨーロッパでデビューしたのは一九〇〇年のことだ。

一八七七年にサンフランシスコで誕生したイザドラは、音楽教師の母親から音楽を学んだ。青春時代を過ごしたカリフォルニアのオークランドでは、この母や姉エリザベスと、ダンス教室で教えていた。兄ふたりもダンサーになるという芸能一家であった。一八九六年のニューヨーク移住後には、イザドラはさまざまな舞台に出演したり、バレエを習ったりしながら、ソロダンサーとしての地位を確立していった。

この時期からすでに、彼女は素足にサンダルといったいでたちでステージに立って、世間を騒がせていた。その当時はいまだ、女性がタイツなしで舞台に立つなどは社会慣習としてまったく許されない時代だったからである。

一八九九年に家族と渡英すると、イザドラは翌一九〇〇年、ついにロンドンやパリでソロダンサーとしてデビューした。ダンスシューズを履かずに、裸足で素足、ゆったりとした薄手のチュニックという衣装で、ときには半裸で、単純かつ流動的な舞踊を即興的に踊るものであった。ダンスには不適とされたクラシック音楽でパフォーマンスするイザドラの舞踊はドイツ、フランス、ロシアで高い評価を獲得し、各国を巡業した。

かくして、裸足で踊る彼女のスタイルはそのシンボルとなり、「裸足のイザドラ」と呼ばれた。

私生活もラディカルで、舞台芸術家や年の離れた詩人とそれぞれの子どもをもうけたが、未婚であった。一九一三年には子どもたちを事故で失い、イザドラ自身も一九二七年九月に非業の事故死で波乱の生涯を終えるのだった。

二十世紀初期におけるモダンダンスの祖イザドラ・ダンカンは、正式な結婚をせずに子どもを出産するという自由な私生活もあいまって、スキャンダラスながら、女性解放を実践する女性としてのシンボル的存在であった。

この当時、女性が活躍できたわずかな芸能がバレエだが、イザドラはトゥシューズ、タイツ、コルセットといった定格《じょうかく》なバレエ衣装を着用しなかった。素足にして裸足で、薄い生地のチュニックという衣装は、女性の閉塞した社会状況を変革しようとする女権拡張論、婦人服の改革や女性の健康を考える生活改革運動をあと押ししたのだ。

そして、時代がうつろい、第一次世界大戦後の一九二〇年代中期になると、女性の普段着は近代化と動きやすさが重視されて、構造的に変化していく。そのなかでコルセットの廃止、婦人服の重量軽減、素足の一般化が実現されていったのである。

十九世紀のアルコール消費事情

自然療法サナトリウムにおける食餌療法の一環として、禁酒は不可欠に課される処方のひとつである。

とはいえ、アルコール中毒そのものの治療もまた、自然療法サナトリウムのほか、たとえば禁断療法を中心とするアルコール依存症に特化した施設でおこなわれた。くわえて、生活改革運動のなかでも、アルコール中毒の蔓延を問題視する禁酒運動は、大きな動因のひとつであった。

たとえば、アルコール依存症を患っていた作家ヘルマン・ヘッセもまた、一九〇六年に自然療法サナトリウム「モンテ・ヴェリタ」で療養し、健康を取り戻している。このサナトリウムは、スイス領テッシーン州マッジョーレ湖畔のアスコーナ村北部の丘陵地にあった生活改革運動コロニーで運営されていた。

裸体日光浴や菜食主義による食餌療法を施術するこの療養所「モンテ・ヴェリタ」（真理の山）は、のちにはコロニー全体の名となって、ヨーロッパ全体に知られていった。

ちなみに、アルコール自体はそもそも、世界各地の文化のなかに宗教的かつ医学的な意義がみいだされるものである。十八世紀初頭までは栄養価が高い飲料にして嗜好品、薬剤でもあって、一般的には評価の高い飲料であった。十九世紀には強力な作用のある万能薬とみなされるようになり、患者のあらゆる病気に対して、アルコールが処方されたのである。

とりわけ、ワインはキリスト教のミサや聖餐式では、キリストの血を意味する重要な供物であって、シンボルとして決定的な意義をもっているが、教会は飲酒をふくめた日常生活では節制と節度を呼びかけていた。

ところが、アルコール濃度を高める蒸留技術は十二世紀にアラビア半島からヨーロッパに伝来して、十六世紀以降に工業化による進歩をとげた。その結果、アルコール中毒者が増加すると、十八世紀初頭に現代的な意味で問題化してくるのである。

アルコール消費と健康への有害性を医学的に明らかにしたのは、アメリカ建国の父のひとりで、医師で教育者でもあるベンジャミン・ラッシュ（一七四五～一八一三）であった。アルコールが人体と社会にあたえる悪影響を論じたかれの著作が一七八二年に出版されると、一八五〇年までに合計一七万部が売れたほど、アメリカの禁酒運動の思想的動因となった。

十九世紀に消費が増大するタバコ、コーヒー、紅茶、香辛料といった嗜好品のなかで、アルコールは七〇パーセントをしめる主要品目であった。十八世紀末には小麦のかわりにジャガイモを用いた安価なジャガイモ火酒が醸造されたほか、工業生産化の発展による低価格化によって、アルコール消費量は増加しつづけた。

記録によれば、一八七一年の年間個人消費量が七九・四リットルであったのに対して、一九〇〇年には一〇八リットル以上に増大しており、ついには十九世紀末や二十世紀初頭にかけて、アルコール中毒者数は最大を更新しつづけたのだった。

禁酒運動を展開する医師たち

十八世紀末に由来するアメリカでの禁酒運動を範として、ようやく十九世紀前半にドイツでの禁酒運動がはじまって、多くの禁酒運動協会が設立されていったものの、食事改革や菜食主義の運動家たちと比較すると、自身の体験から禁酒運動を積極的に展開する改革運動家は少なかった。

むしろ、医学的・科学的見地から、あるいは道徳的・倫理的見地から禁酒を提唱する医師たちが多かったのである。

ここでも最初に名があがるのは、ゲーテやシラーの主治医でもあった名医クリストフ・ヴィルヘルム・フーフェラントである。一八〇二年の『火酒の有害性について』は、最も危険かつ寿命を縮めるものとして、火酒をあらためて位置づけている。『長寿学』（一七九六年）第二部第一章第六話でも、火酒は「寿命を短縮させる」、「液体の炎」で、「わたしが知るかぎりでは、火酒を頻繁に飲みつづけること以外に、無気力な粗暴性といった性格を人間のなかに完全に産み出して、その人格を低劣化させるものはない」と批判し、「どんな国家も、勤勉、徳、人間性、節度、道徳的感情、独自性がなければ成立できないのだが、これらは火酒の痛飲によって完全に無に帰してしまう」とまで主張している。

一八八五年から一九二〇年までバーゼル大学で心理学を教えていたグスタフ・フォン・ブンゲ（一八四四〜一九二〇）は、一八八六年にはじめて「アルコール問題について」という講演をおこなって、国際的に注目された。ブンゲはアルコール醸造生産という工業部門を問題視していた。

社会衛生学者アブラハム・ベーア（一八三四〜一九〇八）は、プレッツェンゼー刑務所の監獄医でもあったが、一八七八年に『アルコール中毒、その蔓延と個人と社会にあたえる影響、および撲滅手段』を出版した。

この著作はドイツにおける近代的禁酒運動をはじめて提議したもので、飲酒癖は健全な家族を破壊し、犯罪を助長すると批判した。

さらに一九〇〇年に、ベーアは『アルコール中毒』という教科書を上梓する。このなかで、仲間とともに節制し禁酒することが有意義かつ促進すべきものだと提案したベーアは、この社会運動の先駆者となった。

スイスの精神医学科教授オーギュスト・フォレル（一八四八〜一九三一）は、スイス国際禁酒同盟を設立したほか、スイスの禁酒運動のパイオニアとしてたくさんの著書や論文を執筆し、講演もおこなった。また、国内のみならず、国外で開催されたアルコール中毒問題を論じる会議の中心人物として活躍した。

とはいえ概して、上述の禁酒運動家の医師たちは、ほかの一般的な医師たちとは異なる、いわば特殊例だった。

というのも、禁酒の継続はアルコール依存症治療の絶対的な条件だが、当時のたいていの医師たちは、完全な禁酒を過剰だとみなしていて、医師ではない人びとの多くが展開しているドイツの禁酒運動にはたいした意義がないと考えていたからだ。それゆえ、一九〇三年の時点で、「ドイツ語圏禁酒医師協会」の会員は一九九名しかいなかったのである。

しかしながら、民間での禁酒運動団体は多く設立されて、活動していた。たとえば一八八三年に自由主義政治家アウグスト・ラマース（一八三一～九二）と精神科医ヴェルナー・ナッセ（一八二二～八九）が創立した「ドイツ反アルコール飲料濫用協会」は有名で、一八九八年には会員数が約一万人だったが、一九〇三年には約一万六〇〇〇人を擁するまでになっていた。

アルコール中毒者治療施設

アルコール依存を理論的に論じていく過程で必要とされるようになったのは、アルコール中毒者を収容したり、治療する施設である。ライン地方東部の都市バルメン近郊のリントルフでそうした施設が一八五一年に設立されたのは、中毒患者救済の新時代の幕開けを意味した。

「ドイツ反アルコール飲料濫用協会」が創立されたのちには、中毒患者収容施設が続々と創設されて、一九〇〇年にはじめて発行された『ドイツアルコール中毒患者治療施設一覧表』には、ドイツ帝国で運営されている二七施設が掲載されている。

同時期、スイスには三施設が存在していたが、オーストリアにはアルコール中毒患者の治療に特化された施設はいまだなかった。なぜなら、アルコール依存症の人びとは精神病院へ収容されたからである。

もともと、禁酒運動はドイツとスイスで活発であって、オーストリアでは「ウィーン禁酒協会」が一八九九年に設立されるまでは、はかばかしい成果もなかったことに起因する。アルコールからの完全な断絶、看護スタッフの配置と医療管理とならんで、単純かつ無刺激性の食事、施設や屋外での肉体労働が、治療施設共通の特徴であったが、入退院は患者の自由意志に依拠していた。

たいていの治療施設は教会の管理下にあり、国からの財政的援助はいっさいなかった。一九一四年までは約一五〇の都市がこれらの施設を財政支援していたが、わずかな支給額では、貧しいアルコール中毒患者の施設での治療を継続することができなかったために、施設で自家生産したものを売却したり、寄付金に頼らざるをえなかった。

第一次世界大戦後に、国立の社会福祉部が設立されると、アルコール中毒患者に対する福祉政策がおこなわれるようになった。また一九二一年にはベルリンで、禁酒運動家たちの連合組織として「反アルコール中毒全国主導部」が結成されて、ブレスラウで「第一回禁酒運動家大会」が開催された。

とはいえ、アルコール依存症治療施設は第一次世界大戦後の一九二九年の四五施設より増えることはなかった。一九二九年から三二年の世界大恐慌の影響で、健康保険やその他の保険を適用した入院が厳しく制限された結果、多くの治療施設はたくさんの空室をかかえるようになって、閉鎖せざるをえなくなったからである。

一方でアメリカでは、周知のとおり、禁酒運動が非常に影響力をもつようになったゆえに、一九二〇年から三三年まで悪名高い禁酒法が施行されていた。

だが、ドイツはナチス時代に突入すると、アルコール依存症患者をめぐる問題は、非人道的な状況へと一変する。

ナチス政府はアルコール中毒者に対しては、強制断種（不妊手術）といった厳格な措置を課した。そのイデオロギーに立脚すると、飲酒癖は劣等と堕落《だらく》を表すものであり、撲滅されるべきものとなった。つまり、アルコール中毒患者は反社会分子に分類されるようになってしまうのだ。

エドヴァルド・ムンクのアルコール依存症治療

ちなみに、神経症とアルコールとニコチンの依存症をサナトリウムで治療した著名な芸術家としては、ノルウェーの画家エドヴァルド・ムンク（一八六三～一九四四）がいる。

ムンクはもともと裸体日光浴の実践者で、バルト海沿岸の北ドイツの保養地ヴァルネミュンデの裸体海水浴場で絵を描いていた。このときに裸体で制作した《水浴する男たち》(一九〇七〜〇八)は、当地の監視員をモデルにしている。

一九〇二年から自閉症が昂じて、アルコール依存が進み、一九〇八年十月にデンマークのコペンハーゲンで神経衰弱が原因で、卒中の発作で倒れてしまう。その結果、同所のダニエル・ヤコブソン博士(一八六一〜一九三九)のサナトリウムに入院した。ヤコブソンのサナトリウムでは八ヵ月間の療養生活を送ったムンクは、絵画の制作をおこなう一方で、透熱療法、マッサージ療法、禁酒禁煙の禁断療法の治療を受けた。この時期のムンクが入院中に描いた作品のひとつがヤコブソン博士の肖像画である。

神経症、アルコールおよびニコチンの依存症から解放されたムンクは、入院から七ヵ月後の一九〇九年五月に無事に退院した。

第五章　自然療法における運動と体操

近代ドイツの運動と体操

自然療法の治療プログラムの多くが毎日の適切な運動を処方しているように、一日に一定の運動量で身体を動かすことが、健康維持に重要であるのは、現代のわれわれもよく認知しているだろう。

十九世紀中期から自然療法が台頭する以前に、ドイツで近代的な運動や体操を普及させようとしたのは、「ドイツ体操の祖父」と呼ばれるヨハン・クリストフ・グーツムーツ（一七五九〜一八三九）と「ドイツ体操の父」ことフリードリヒ・ルートヴィヒ・ヤーン（一七七八〜一八五二）である。

グーツムーツは、ゴータ近郊のシュネプフェンタールの汎愛学舎《はんあいがくしゃ》で五〇年間、体育教師の職にあった。かれが教えた汎愛学舎とは、教育家ヨハン・ベルンハルト・バゼドー（一七二四〜九〇）による自然と自発性を重視する汎愛主義教育がおこなわれていた教育施設であった。

一七九三年に上梓した『青年の教育』で、グーツムーツは競走、跳躍、投擲《とうてき》、レスリングといった体育競技にくわえて、なわとび、平均台、舞踊、水泳などの運動のことを記している。この著作の第二版（一八〇四年）では、ダンベル体操を紹介しているために、近代ウエイト・トレーニングを創始した体育指導者としても知られている。

だが、すぐのちに言及するヤーンとおなじく、ナポレオン軍にドイツが蹂躙されるのを体験したグーツムーツは、汎愛教育から、国家市民的な人間像の教育を重視する教育観へと転向していった人物でもある。

ちなみに、デッサウでは、グーツムーツと同世代の体操教育家ゲルハルト・ウルリヒ・アントン・フィート（一七六三〜一八三六）が王立小学校で教えており、一七七四年にデッサウでも開学された汎愛学舎の教師たちと交流していた。

もうひとりの「ドイツ体操の父」ヤーンは、一八一一年に体操協会を創設して、体操を社会運動として普及させ、最終的には国民運動にまで発展させた。

現在は「体操」という意味で使用されるドイツ語の「トゥルネン」（Turnen）は、国粋主義者であったヤーンがギリシア語源の「ギュムナスティク」（Gymnastik）のかわりに用いたことに由来する。

ベルリンで教鞭をとっていたヤーンは、祖国プロイセンがフランスに二度の敗北を喫し、ティルジット条約を締結させられた状況を打開するために、ドイツ解放と統一を強く訴える『ドイツ国民性』（一八一〇年）を出版した。さらに、週二度、現在はベルリンのノイケルン地区の国民公園になっているハーゼンハイデの森へ学生や市民と散策し、そこで心身を鍛錬するための体操を指導した。ヤーンのこの体操普及運動は、ナショナリスティックな国民運動に発展し、プロイセン国外へ発展していく。

だが、ヤーンも義勇兵で参戦した対フランス解放戦争で、一八一三年十月に連合軍がフランスに勝利すると、ドイツは反動体制に移行し、ヤーンの体操による国民運動と体操家たちは弾圧されていく。かれ自身も一八一九年に逮捕されてしまう。翌年にはプロイセン国内での体操活動が禁止されるが、一八四〇年になってようやく、ヤーンは特赦《とくしゃ》と復権がなされた。

ところで、ヤーンが一八一六年に出版した『ドイツ体操術』では、「一般的な準備練習と基礎練習、競歩、競走、ジャンプ、横跳躍、平行棒、ブランコ、つり輪、(円錐式)回転ブランコ、懸垂、登攀《とうはん》」といった体操が用語解説つきで記されている。現在では、ここに列挙された運動の多くが現代の体操・陸上競技として確立している。

体操場の設置は都市部から離れた森や叢林の新鮮な空気のなかにあることを不可欠条件としており、自然のなかで樹木に囲まれて体操することの重要性をヤーンが説いていることは、本書にとって非常に興味深い。

時代がもう少し下った十九世紀後半には、自然療法医たちによって日光、空気、水、土による自然の治療効果が喧伝されるのだが、ヤーンが野外での、それも森林地帯での体操を奨励していることは、運動の効用に関して、かれが自然療法の先駆的な発想をもっていたといえるのではないだろうか。

ペール・ヘンリク・リングとスウェーデン体操

次節以降で言及するダニエル・ゴットロープ・モーリッツ・シュレーバーの『医療室内体操』（一八五五年）の図版が明治日本初の学校体操の指針『榭中《しやちゆう》體操《たいそう》法圖《ほうず》』として導入されたという事実の一方で、わが国にはべつの国で生まれたもうひとつの体操が輸入されていた。

「はじめに」で既述したごとく、それがスウェーデン体操である。母校でもある東京高等師範学校で教授職にあった永井道明がヨーロッパ遊学後に導入した体操体系で、このスウェーデン体操を創出したのが、スウェーデンの体操教育者ペール・ヘンリク・リング（一七七六～一八三九）なのである。

スウェーデン南部スモーランド地方のリュンガで説教師の息子として誕生したリングは早くに両親を亡くし、家庭教師としてわずかな実入りで暮らしていた。一七歳になると、ウプサラ大学に入学し、四年間で神学者の試験に合格する。さらに二年間、家庭教師をしながら、大学での研究を続行した。そののちに、デンマーク、ドイツ、フランス、イギリスを放浪しながら、翻訳家と語学教師のほか、さまざまな仕事で食いつないだという。

　この放浪時代のリングは世の辛酸をなめ尽くしたが、この期間に身体運動の理論を科学的体系として確立するという着想を思いつく。すなわち、運動を戦争に役立てるだけでなく、体力の回復、健康、身体美にとっても意義あるものにしようと考えたのだ。

　六年間の放浪を終えて帰国した一八〇五年に、リングはスウェーデン南端の都市ルンドに居を定め、ルンド大学で薄給のフェンシング教師の職を得た。そこでかれはフェンシングのほかに、一般的な体操を教授しながら、試行錯誤を重ねて、自身の体操を体系化していく。

　一八一二年には、首都ストックホルムのカールスベルグ戦争アカデミーにフェンシング教師として招聘されると、リングの体操体系が政府と国民の眼に留まることになった。リングの体操を国家的事業に推し進めようという運動がおこり、一八一三年にストックホルムに王立体操研究センターが、さらに一八二七年にはおなじく首都に体操整形外科研究所が設立された。リングが死去するまで主導していた両研究所では、かれの医療体操の指導や研究がおこなわれていた。

スウェーデン体操とは

多くの自然療法医たちと同様に、リングもまた身体と精神を不可分の関係だとみなしており、体操による身体鍛錬によって、身体だけでなく、心情や性格も鍛えようとした。リングのスウェーデン体操は、規則正しい筋力トレーニングによって身体を訓練するもので、解剖学的かつ病理学的な効果を期待して、体操が有機的に構成されており、進歩した方法論で考案されていた。

どんな運動であろうと、真剣に取り組む姿勢と前向きな楽しさが必要であって、楽しくなければ進展がないと、リングは考えていた。

体操はそれぞれの目的ごとになされるものだと考えるリングは、四種のスウェーデン体操を用意した。つまり、教育、軍事、医療、美的の四種である。

教育体操は最高記録や技能達成をめざすものではなく、身体を均等に全方位的に発育させるための体操であって、器具や補助員の有無に左右されずに鍛錬できた。跳躍、浮遊、平衡感覚、直進、水泳、重量挙げ、登攀、四肢のふりあげ、収縮と伸長、馬上での鞍馬や徒手体操、体操競技、器械体操が幅広くおこなわれた。

また、軍事体操は武装時あるいは徒手の決闘を身体鍛錬の目的としていた。

医療体操とは、骨、筋肉、腱、関節といった運動組織の疾患のほか、内臓の疾患にも適切な治療としてなされるもので、同時に、こすったり、揉んだり、あかすりといったマッサージも処方される。動的な運動と静的な運動を交互におこなって、そのあいだに、短時間の休息や軽度の歩行を取り入れたりする。

四種目の美的体操は、身体の運動表現法であって、運動と静止によって精神の動きを表現するものといったところである。

リングのスウェーデン体操は身体の自然な運動法則を基礎に置いた治療方法であって、それ以前の体操よりも、運動による治癒力を強力かつ治療に適した体操へと昇華したものとされている。すなわち、マッサージと体操の効果を治療目的に特化した体操、現在のことばでは、リハビリテーションを目的としたエクササイズということになるだろう。

スウェーデン体操は日本だけでなく、さまざまな国でも導入された。ドイツにおいても、一九二五年に公開された文化映画（ドイツで一九二〇年から三〇年代に制作された教育映画やドキュメンタリー短編映画などのジャンル）でウーファー製作の『力と美への道』の第二部「保健体操」（Hygienische Gymnastik）でも、スウェーデン体操による呼吸法の鍛錬が紹介されている。

シュレーバーガルテン

自然療法は、たとえば水治療法にくわえて、菜食主義、禁酒禁煙といった食餌療法を複合して、施術するのが通例である。ルーティンとしては、野外での適度な運動も不可分であることが多い。

この野外での運動という問題を、子どもの教育と身体の鍛錬を目的とした施設として考案された最初のものが、「シュレーバーガルテン」という庭である。

その名に冠された人物は、ダニエル・ゴットロープ・モーリッツ・シュレーバー（一八〇八〜六一、図1）、ライプツィヒ屈指の名家出身の整形外科医だが、運動医学者にして教育啓蒙家であり、かれ自身も体操家であった。

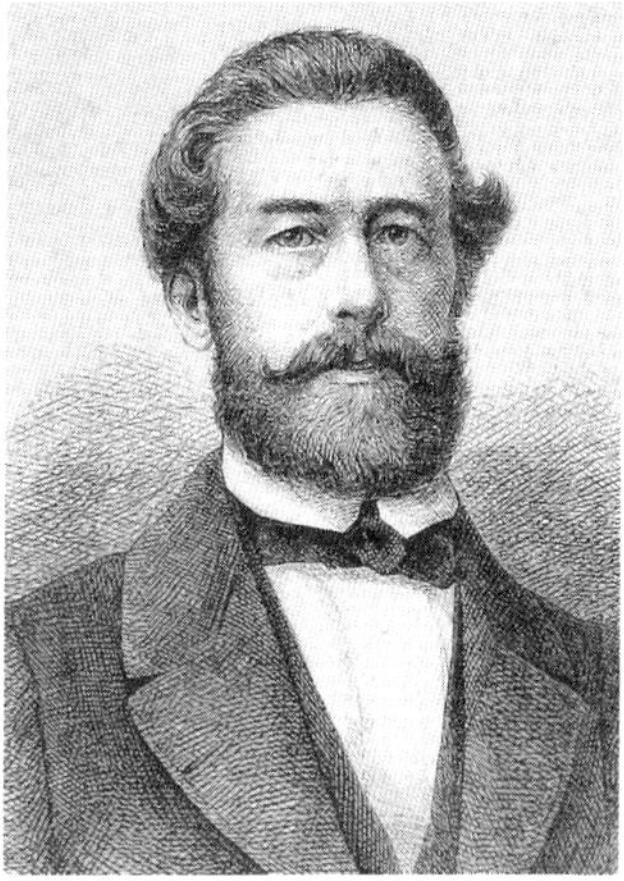

図1　ダニエル・ゴットロープ・モーリッツ・シュレーバー

そうしたシュレーバーの主著のひとつが一八五五年に上梓された『医療室内体操』で、サブタイトルは「男女・全年齢向けの生活能力向上と健康の手段として道具や補助者なしでどこでも実践できる医療徒手体操体系」となっている。

ちなみに、この著作によって、シュレーバーは日本の明治期の体操教育に大きな影響をあたえている。明治五（一八七

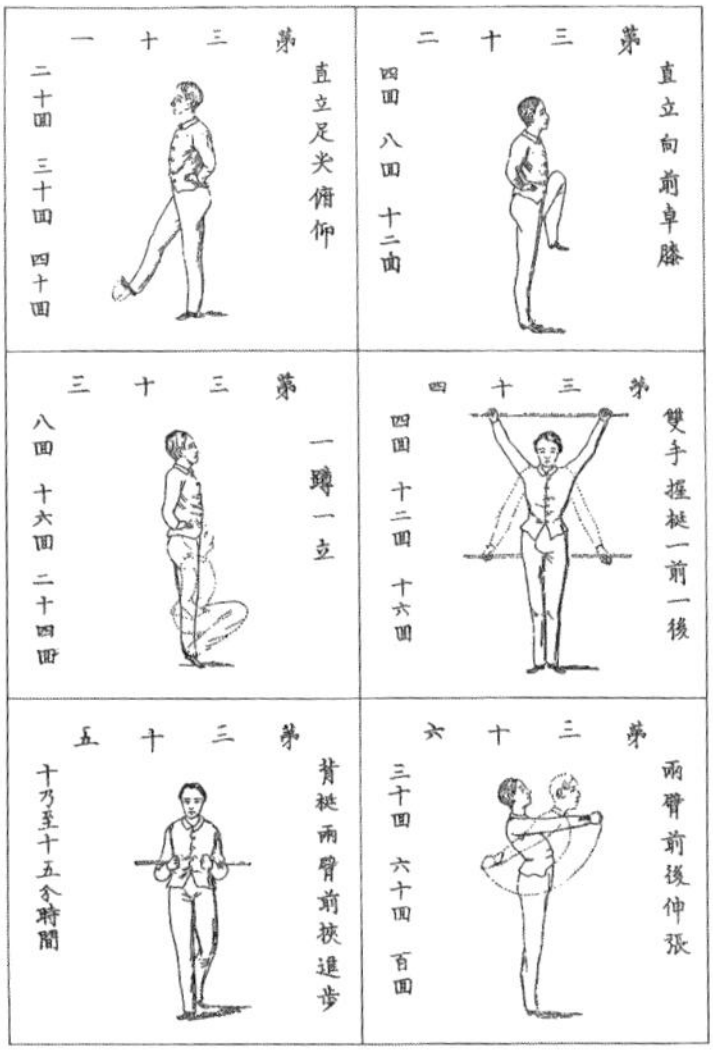

図2　『樹中體操法圖』第6図

二）年に出版された日本で最初の学校体操の指針『樹中體操法圖』は、かれの『医療室内体操』に付属する図版を転用したために、かれは原著者であると同時に、日本初の国定体操の考案者ということになる（図2）。

　もともと、土とは乖離《かいり》した生活を送っている都市住民に、土壌が有しているエネルギーの源泉に触れられるように回帰させるための庭というコンセプトではじまったシュレーバーガルテンだが、シュレーバー本人はその立案途中で死去したために、所有したこともなければ、眼にしたこともない。

シュレーバーの死後に、教育改革をめざす教師エルンスト・イノツェンツ・ハウシルト（一八〇八〜六六）が教育協会を一八六四年にライプツィヒで設立し、「シュレーバー協会」と名づけた。若者たちの身体と精神を計画的に鍛錬することを目的とした、この最初のシュレーバー協会が設立されたのちに、同様の教育協会設立の気運が高まり、ドイツ全土で同様の協会が設立されるにいたった。

このシュレーバー協会が造成したのがシュレーバーガルテンで、教育の一環として、子どもたちが土に触れて、自然と親しんだり、屋外での自由な運動ができるようにするためにつくられた庭園である。

そして、このシュレーバーガルテンを模範として造成されたのが、「クラインガルテン」である。後者が意図していたのは、みずからの農作業でくだものや野菜を栽培することによる、国民の健康の増大・維持であった。都市部の住民が郊外の小さな土地をもって、週末に耕作に出かけるという新しい生活様式として定着した。

シュレーバーが一八五八年に上梓した『児童医学年鑑』で、日光浴の必要性を説いていることも、「シュレーバーガルテン」構想の要因のひとつだと思われる。この三年前の一八五五年にアルノルト・リークリが日光浴サナトリウムを開設したという時期のことである。

現在でも、「クラインガルテン」をシュレーバーガルテンと呼ぶこともあって、たとえばハウシルトが設立した最初のシュレーバー協会は、「社団法人シュレーバー博士クラインガルテン協会」という名でなお存続している。

第一次世界大戦後には、庭仕事による健康維持を目的とした運動はさらに高まった。それゆえ、都市の行政機関が助成するようになると、クラインガルテン用の土地は安価な賃貸料で活発に提供されるようになったのである。

教育者シュレーバーの複雑な人物評価

通例的にモーリッツ・シュレーバーと呼ばれる、ダニエル・ゴットロープ・モーリッツ・シュレーバーの父親は弁護士であって、ライプツィヒに三〇〇年のあいだ連綿とつづく法律家一族の出身であった。長男が三歳で早世したために、次男のモーリッツはそれだけ大切に育てられた。

一八歳でライプツィヒ大学の医学生となり、哲学、心理学、教育学も学んだ。しかも、体操、水泳、乗馬などで鍛錬して、非常に健康な身体をつくった。

二五歳で医学博士の学位を授与されたシュレーバーは、あるロシア貴族の旅行医（旅行に随伴する医師）としての地位を獲得する。かれは庭に鉄棒や平行棒を立てて、南ロシアの農民たちを驚かせるほどの身体能力をみせたという。それゆえ、かなりの年齢になっても、機敏で活力があふれるほど壮健で立派な身体をしていた。最終的には一八六一年に「急死」したといわれるのは、それだけ老年であっても健康だったからである（一説には事故死、または死去する三年前に負ったケガが原因ともいわれている）。

一八三六年に、シュレーバーはライプツィヒで開業医になると同時に、大学教授資格を得て、大学では私講師となったほか、整形医学研究所の医師になった。

その二年後には結婚して、五人の子どもをなしたシュレーバーだが、のちの時代に、息子ふたりの教育をめぐって、父親かつ教育家としての評価は毀誉褒貶《きよほうへん》さまざまになされることになった。たとえば、二十世紀後半になっても、精神科医モートン・シャッツマンが一九七三年に出版した『魂の殺害者』では、シュレーバーの教育は激しく批判されている。

シュレーバー一家は、冬でさえも水泳場の氷を割って、家族で泳いだために、ライプツィヒには現在も「シュレーバー水浴場」という名の屋外水浴施設が現存しており、市民にいまなお利用されている。また、当時の医師たちも、冬の水泳というシュレーバー一家の慣例にならって寒中水泳をおこなったという。

かれの子どもたちは厳しく育てられた。毎日が肉類抜きの質素な食事で、試験合格などのごほうび以外に甘いものは食べさせてもらえなかったほか、社会を知るために、過酷な労働に従事させたり、庭で家庭菜園をつくらせたりと、そうとうに厳格な教育がおこなわれた。

それゆえだろうか、長男ダニエル・グスタフ・シュレーバー（一八三九〜七七）は優秀であったが、裁判所判事に就任した直後の三八歳で、ピストル自殺をとげた。詳細は不明だが、精神疾患があったとされている。

さらに、次男のダニエル・パウル・シュレーバーは、ザクセン州控訴院長にのぼりつめたが、波乱の人生を送った。

一九歳で父の急死を、三五歳で兄の自殺を体験しており、四二歳であった一八八四年に精神疾患が発症したが、六ヵ月後に奇跡的に回復する。一八九三年十月一日にザクセン州控訴院長に就任したが、同月末に五一歳での二度目の発病があり、入院する。六〇歳になる一九〇二年まで病院での闘病生活を送るが、ふたたび回復し、社会復帰した。

その翌年一九〇三年、精神疾患に罹患していた当時の記録『ある神経病者の回想録』を出版するも、一九〇七年に三度目の発病後に入院し、四年後の一九一一年に六八歳で病没した。

一九一一年にこの回想録に精神分析をおこなったのが、ジークムント・フロイトである。かれによって、次男のダニエル・パウルは「パラノイア」（妄想性障害）と診断されて、フロイトによる診断書、いわゆる『シュレーバー症例論』（一九一一年）は、精神分析の範例となっている（ダニエル・パウル・シュレーバーの回想録とフロイトの診断書は数種の邦訳がある）。

このように、父親および教育者としてのシュレーバーに関しては、議論の余地が残されているといえようが、かれの考案した室内体操が明治期の日本の体育体操に導入されるほどに評価されていたことや、現代のドイツ語圏でも広く普及しているクラインガルテンの発案者であるという事実は、いまなお色あせない事績であると思われる。

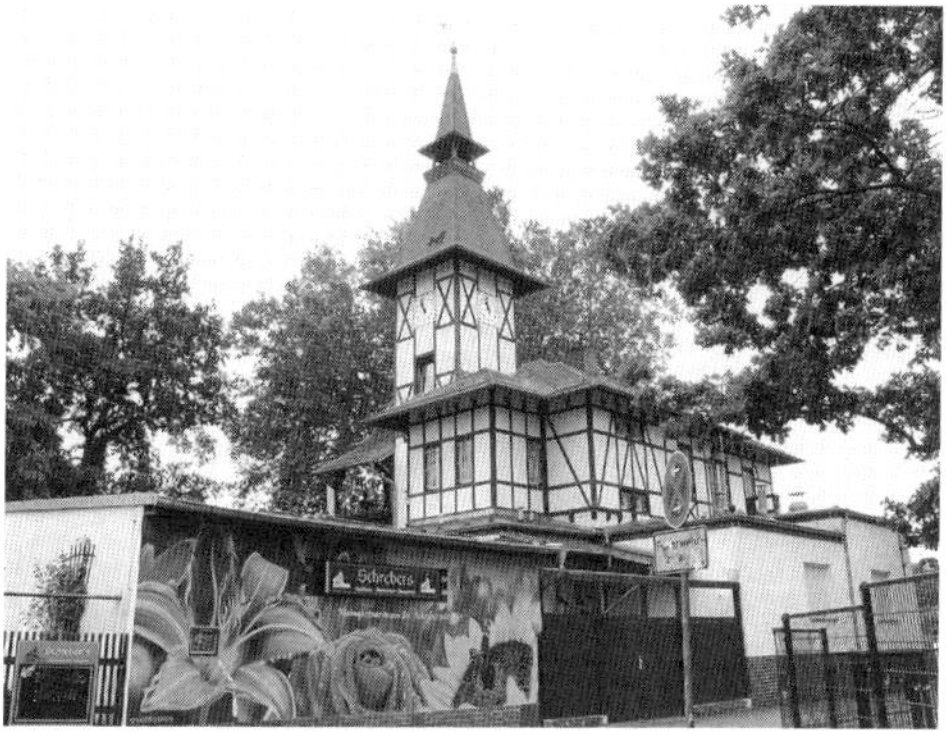

図3　ドイツ・クラインガルテン博物館

シュレーバーガルテン訪問記

筆者は二〇一九年夏のライプツィヒ滞在のさいに、ドイツ・クラインガルテン博物館を訪問した。ライプツィヒ中央駅から路面電車であまりかからない中心部西側の、停車駅ヴァルトプラッツ駅から少し歩いたところのアーヘナー通り七番地である。

博物館で購入した冊子によると、ライプツィヒはクラインガルテンの知られざる中心地で、二〇〇〇以上の協会、およそ三万二〇〇〇の地所、約一〇〇万のクラインガルテンが維持されているとのことであるが、この庭園の起源となるシュレーバーガルテン発祥の地であれば、当然だといえよう。

ドイツ・クラインガルテン博物館は、博物館と各家族のシュレーバーガルテンが並んでいる地所で構成されていて、博物館そのものは、一八六四年に設立された最初のシュレーバーガルテンの協会が入っていたという、ドイツらしさを感じさせる建物である(図3)。

この博物館内のシュレーバーガルテンの沿革に関する展示をみたら、いよいよ庭園内を散策する。みどころは、それぞれの家族の庭のつくりとそこに建っている園亭《えんてい》のデザインである。

それぞれのクラインガルテンには番号が付与されていて、歴史的な庭園のほかにも、現在も現役で使用されている庭園が多く混在している。そのなかをいろいろ鑑賞しつつ、巡回していると、クラインガルテンはいまなおドイツでの生活文化の一部であることを体験できた。

もちろん、個人所有のクラインガルテンは立ち入り禁止であるが、三ヵ所の歴史的クラインガルテンは見学できるように開放されていて、庭のようすと園亭内部も公開されている(図4〜6)。

一五四番とナンバリングされた園亭庭園(Laubengarten)は、広めの庭園内にクラインガルテンの歴史的な園亭建築四軒が並べて展示されている。左から順に、クラウゼ園亭、ヴァッサーマン園亭、キルシュバウム園亭、シュネーベルク園亭である。以下、その歴史性について少しだけ解説しておく。

水色のストライプが鮮やかなクラウゼ園亭は、一八九六年にライプツィヒの社団法人「ゼラーハウゼン」クラインガルテン協会が建てたものである。もともとは企業家カール・クラウゼ（一八二三〜一九〇二）の機械工場の企業庭園にあったもので、かれの仕事

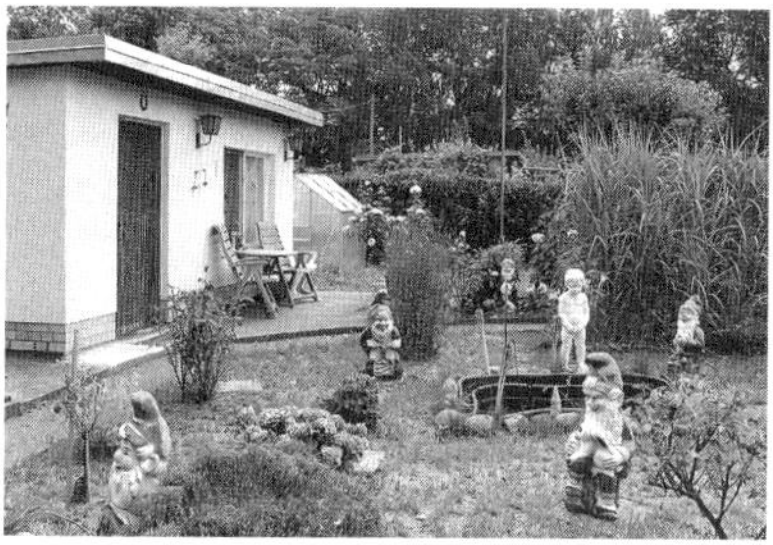
図４　７人の小人モチーフのクラインガルテン

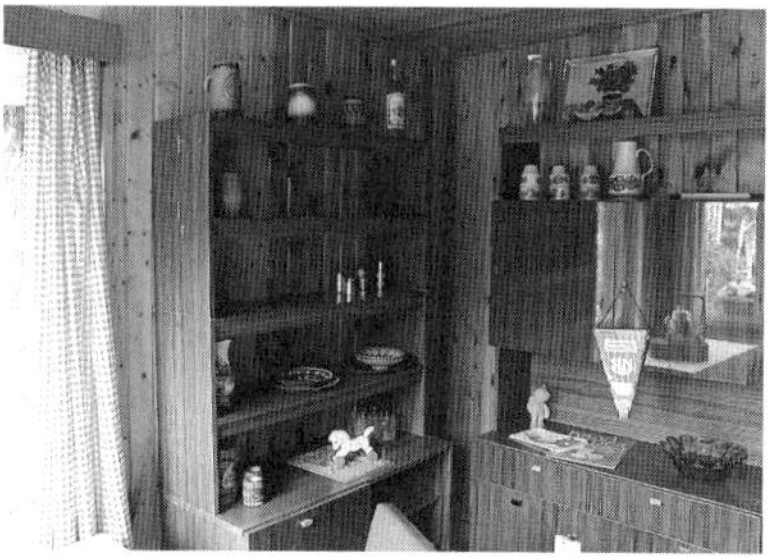
図５　園亭内部1

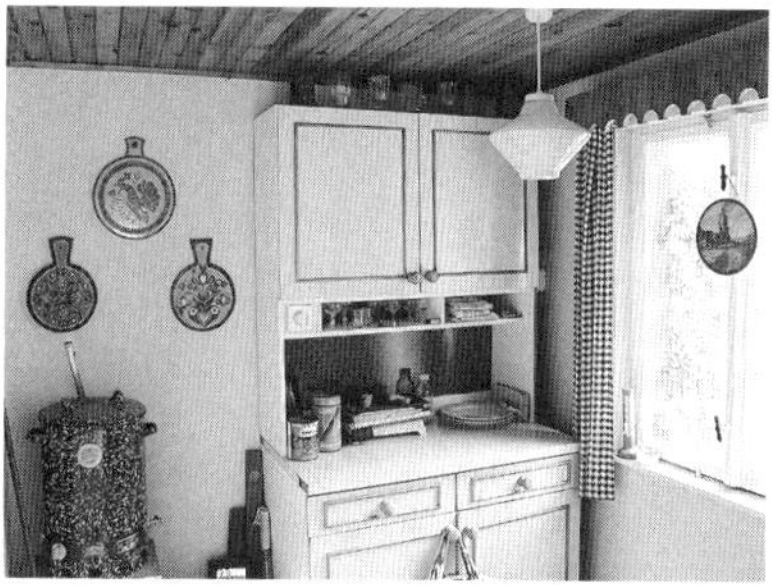
図６　園亭内部2

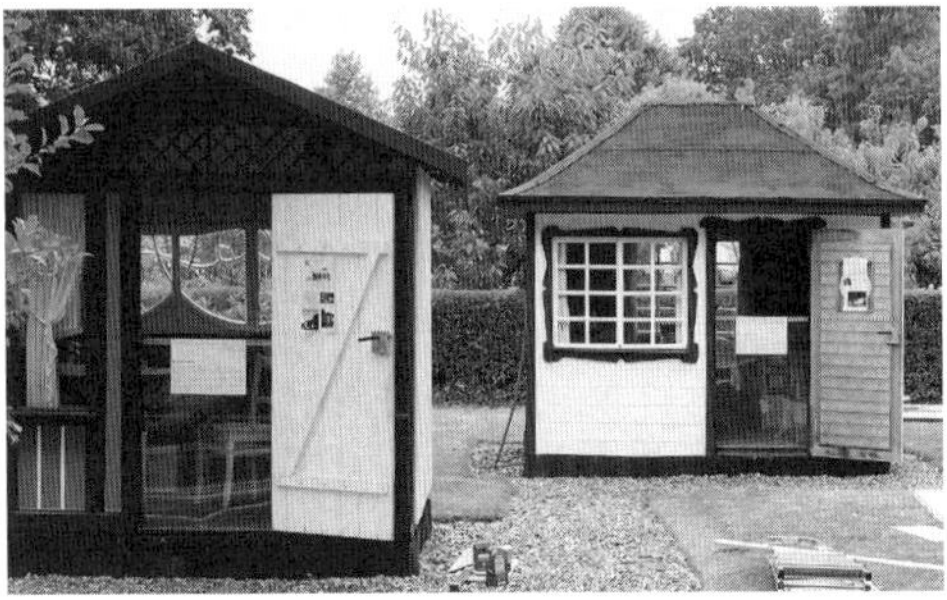

図7　クラウゼ園亭とヴァッサーマン園亭（右）

仲間が自由に使用できるようになっていた（図7）。
白地の壁とダークブラウンのカラーリングでシンプルなデザインのヴァッサーマン園亭は、ケムニッツの「南東部」クラインガルテン協会が一九二五年に建設した園亭である。その名称は、このデザインの園亭を考案した地所監督官レオポルト・ヴァッサーマン（一八八四〜一九四五）の名に由来しており、ヴァッサーマン様式と呼ばれる。

三つ目のキルシュバウム（桜の木）園亭もケムニッツで一九二四年に自作で、現在のことばでいうと、DIYで建てられたものである。緑とオレンジとブラウンの三色によるカラフルさが特徴的で、屋根裏部屋が寝室になっている（図8）。

最後のシュネーベルク園亭は、一八九〇年ごろにエルツ山地のシュネーベルクで建てられたもので、簡素なつくりであるのは、統一性やサイズの規定がまだなかった時期ゆえに、クラインガルテン初期の園亭のすがたをとどめているからである。

一五二番の「VKSK庭園」の「VKSK」とは「クラインガルテン庭師・庭園開拓者・ペット飼育者連盟」の略称で、旧東独のクラインガルテン庭師と庭園開拓者たちの組合連合であった（図9）。一九五九年にライプツィヒで発足してから一九九〇年末の解散までに、二万以上の地所にある約一五〇万のクラインガルテンがこの組織に属していた。この庭園に建てられているのは旧東独時代の園亭で、大振りだが手づくりである。

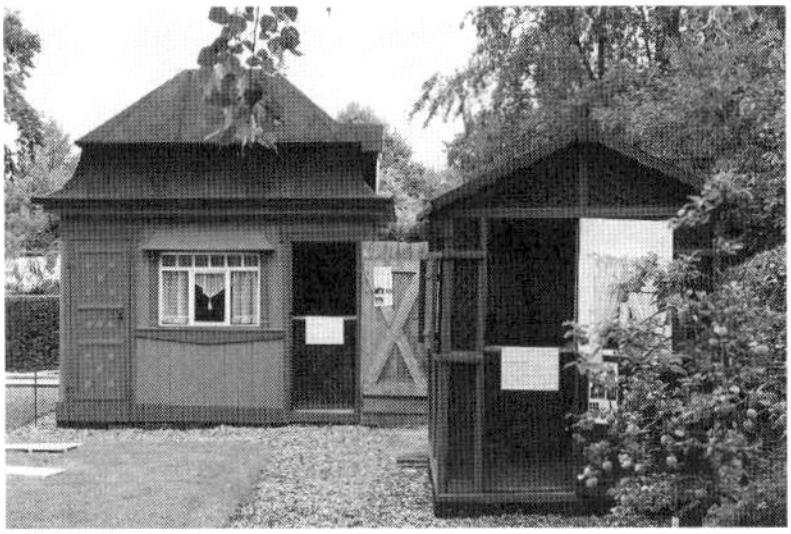

図8　キルシュバウム園亭とシュネーベルク園亭（右）

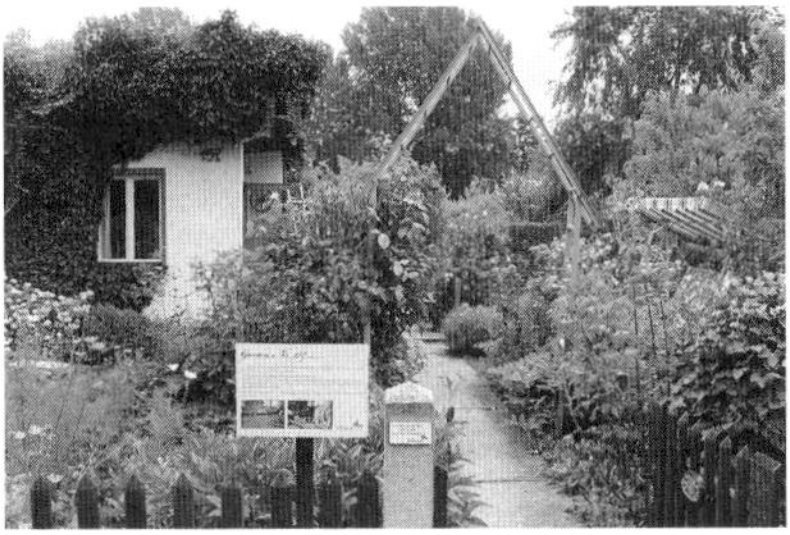

図9　VKSK 庭園

一三九番が「ミュージアム庭園」と名づけられているのは、一八七六年に造成されたときからの原型をとどめているからだ。その園亭は一八八〇年にその場所に建てられてから オリジナルのまま保存されていて、ドイツ最古の園亭建築のひとつである（図10）。この庭園全体が一九〇〇年当時のクラインガルテンの雰囲気をよく伝えるものとなっている。

このクラインガルテンには広い芝生もあって、子ども用の遊具が設置されているのは、もともとシュレーバーガルテンが屋外で自由に運動できる遊び場の役割ももっていたからであり、現代にも継承されているのが看取できた（図11）。

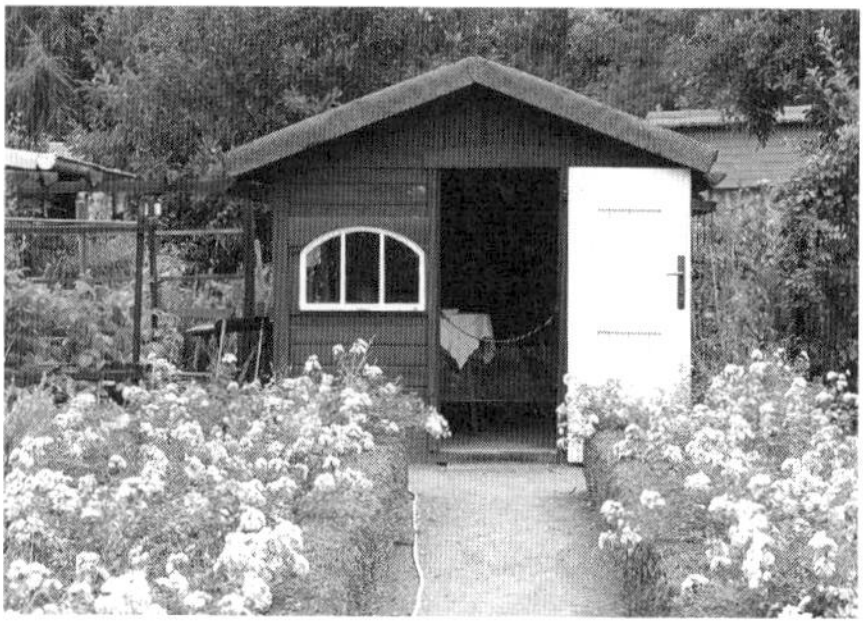

図10　ミュージアム庭園の園亭

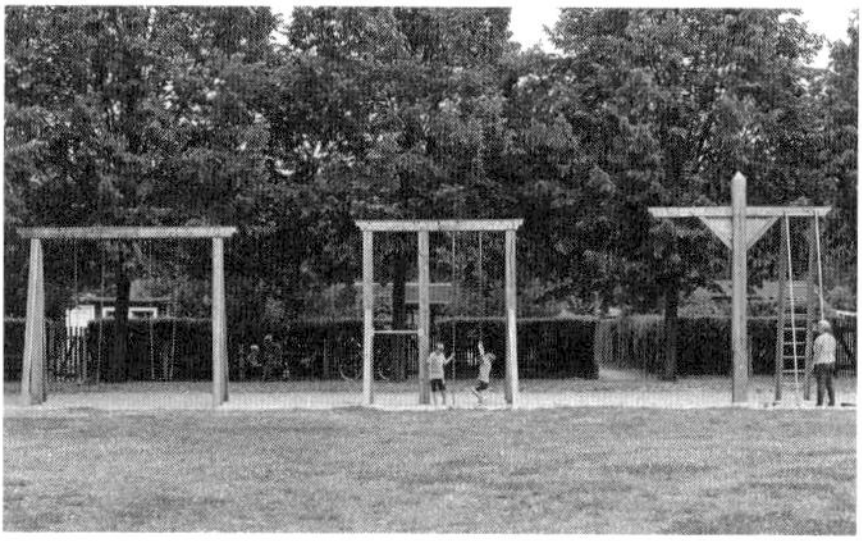

図11　ドイツ・クラインガルテン博物館庭園内の遊具

ピラティスメソッド

本章最後で取りあげるのは、ジョセフ・ヒューベルトゥス・ピラティス（一八八三～一九六七）とそのエクササイズ「ピラティス」である。現在では、「ピラティス」は日本各所のフィットネスジムなどで実施されているエクササイズで、日本では二〇〇〇年以降に広く知られるようになった。本書がいわゆる「ピラティス」に言及する理由は、そのエクササイズの発想が非常に自然療法的だと思われるからである。

創始者ピラティスは、ライン地方北部の都市メンヒェングラートバッハで一八八三年に七人兄弟の二番目の子どもとして生まれた。父はさまざまな職についていたが、体操やボクシングで優れていたという。また母親は自然療法医だったという記録がある。

ピラティス自身も幼少期には佝僂病、リューマチ熱、ぜんそくに苦しんだが、ボディビルディング、体操、ボクシング、スキーなどのスポーツで鍛えた結果、一四歳のときには、解剖書や絵画のモデルになるほど立派な体格になった。両親の影響と幼少時代の体験から、ピラティスが運動と健康の問題に生涯を捧げるようになったと考えられる。

その後、かれはサーカスの団員や、ボクシングや護身術のインストラクターなど種々の仕事をして生計を立てていたが、サーカス巡業やボクシング指南でイギリスに滞在していた一九一四年に第一次世界大戦が勃発すると、ランカスターの収容所に捕虜として抑留されてしまう。

ところが、収容所で捕虜たちにスポーツやかれが考案したエクササイズを指導したのが、かれの「ピラティス」のはじまりだったという。また収容所では、看護師として負傷兵のリハビリを担当して、さまざまな器具も発明した。

戦後に帰国すると、ハンブルクで警察官に護身術を指南していたが、この時期に、ピラティスは舞踊理論家ルドルフ・フォン・ラバン(一八七九〜一九五八)と邂逅したり、ドイツ表現主義舞踊家メアリ・ヴィグマン(一八八六〜一九七三)にエクササイズを教えている。

一九二六年にニューヨークに移住し、一九三〇年のアメリカ国籍取得後、三〇年代初頭にフィットネスジムを開校する。かれのリハビリ効果の高いフィットネスは好評を博して、多種多様な人びとが押し寄せた。

ニューヨークの上流階級であるギンベル家、グッゲンハイム家の人びとのほか、マーサ・グラハム、ルース・セント・デニスといったモダンダンス舞踊家、ヴィヴィアン・リー、ローレンス・オリヴィエなどの映画スターが、ピラティスのエクササイズ技術を求めたのだった。

姿勢の正しさ、身体の使いかた、呼吸を重視するところが特徴的な「ピラティス」は現在では、イメージと身体感覚の統合トレーニングがシステムとして組成されたグローバルスタンダードのボディワークとみなされている。

一九四五年にピラティスが上梓したその思想の集大成といわれる著作『リターン・トゥー・ライフ・スルー・コントロロジー』で、みずからのフィットネスについて、以下のように述べている。

これは、私達が単なる特定の筋肉を発達させるだけのことを意味するのではありません。しかし、もっと私達の体がバランス良く発達するように合理的に、全ての器官を全体として保ち、できる限り自然にあるべき状態に近づけることにより、日々の糧を得るためのより良い在り方だけではなく、さらに私達は、夜に仕事以外の喜びやリラックスを楽しめるだけの十分な活力を保つことができるかもしれません。

（武田淳也監訳）

「ピラティス」は、あくまで筋肉を鍛錬するためだけではなく、内臓をふくめた身体全体のバランスを自然な状態へと回復させて、精神的な余裕を獲得することを目的としているエクササイズなのである。

また、自身の方法論を伝えるために、かれは「コントロロジー」（Contrology）という語を使用している。ピラティスによる造語だが、「体・心・精神の完全なコーディネーション（調和もしくは協調）を目指すこと」であって、エクササイズによって目的に応じた自身の身体の完全なコントロールを習得することが最初の目標として設定されている。

人間の身体と精神（魂あるいは心もふくめて）が個別のものではなく、両者をひとつの総合体とみなす思考は、多くの自然療法医たちの主張と一致している。身体と精神の双方に影響をあたえることで、双方に対して効能をもたらすという発想が、「ピラティス」にもまた根底において存在しているといえよう。

第六章　自然療法サナトリウム

サナトリウムとは

サナトリウムというと、日本ではたとえば堀辰雄の小説『風立ちぬ』(一九三八年)に代表される「サナトリウム文学」というジャンルがかつて存在したように(近年では、二〇一三年に公開されたスタジオジブリによる同名のアニメーション作品のほうが有名だろうが)、肺結核などの肺病患者を療養させる施設のイメージが強い。

しかしながら元来は、肺病だけでなく、アルコール中毒、コカインやモルヒネによる薬物中毒、不眠、神経症などの精神疾患も治療する総合的な療養施設がサナトリウムであった。清涼な空気に温暖な気候の風光明媚な山地や高原に滞在して治療に専念するという転地療養の考えは、サナトリウム治療の原則である。

ちなみに、肺病患者の療養施設をはじめて確立したのは、外気療法医ヘルマン・ブレーマー(一八二六~八九)であった。シュレージエンの山地ゲルベルスドルフにサナトリウムを建設し、清澄な空気の吸入、食餌療法による栄養摂取、適度な運動を組みあわせた結核治療をおこなった。

スイスはなかでも、山岳地帯での転地療養に最適の地と考えられていた。東部のグラウビュンデンのダヴォスは、トーマス・マンも一九一二年夏に四週間滞在した著名な保養地である。ドイツ人医師アレクサンダー・シュペングラー（一八二七〜一九〇一）が一八六五年にサナトリウムを開業して以来、ダヴォスはスイス有数の保養地として知られることとなった。

この地のヴァルト・サナトリウムにおける療養体験をもとに書かれたのが『魔の山』（一九二四年）である。文学作品としても名高いこの小説『魔の山』で、サナトリウムでの療養生活がかなり具体的に描写されているのは、トーマス・マン自身の療養体験が活かされているからだと思われる。

七つの食卓がある食堂では、主人公ハンス・カストルプが「本式の献立」だと満足した朝食、「マーマレードやハチミツが入ったつぼ型容器、ミルク粥やオートミール粥のボール、スクランブルエッグや冷製肉をもりつけた皿」のほか、欲しいだけとれるほどたくさんのバター、スイス・チーズ、新鮮なくだものとドライフルーツが盛られた鉢、ココア、コーヒー、紅茶といったメニューが並べられた。

ほかにも詳細に記されているのは、ハンスの友人ヨアヒムが日光浴療法をおこなう場面である。ヨアヒムは水銀式体温計、体温表と鉛筆、暇つぶしのロシア語の文法書を準備して、屋外のバルコニーの寝椅子に横たわる。

「ラクダの毛布はほぼ必要なかった。一五分もすると、厚い雲がだんだんと薄くなってきて、太陽が現れた。もう夏のように暖かくまばゆかったので、ヨアヒムは頭を白いリンネルの日よけで覆わざるをえなかった。日よけは気が利いた小型の装置で椅子のひじかけに固定されていて、太陽の位置に合わせて自由に調整できた」。

ちなみに、サナトリウムの立地条件としては、このスイスの高山地帯のダヴォスのように、空気が澄んだ山林地帯が最適とされていたのだが、なんと十九世紀後半のドイツのザクセン地方で、それも大都会のライプツィヒ市内と、ドレスデン近郊の山中の村ヴァイサー・ヒルシュ、おなじく近郊のオーバーレースニッツ村で、サナトリウムを運営していた三人の著名な自然療法医がいる。

現在はかれらのサナトリウムはもはや存在していないが、その自然療法の評判はかつてヨーロッパ中から患者が殺到するほどに鳴り響いていた。

この章では、この三人の自然療法医、ルーイ・クーネ、ハインリヒ・ラーマン、フリードリヒ・エードゥアルト・ビルツについて紹介したい。

大都市最初のサナトリウム

ルーイ・クーネ（一八三五〜一九〇一）は、最初に都市部でのサナトリウムを開業して成功したとされる自然療法医で、水治療法を施術した。テオドール・ハーンの後継者で、ゼバスティアン・クナイプと同時代人である。

かれのサナトリウムが歴史的に着目されるのは、ライプツィヒという大都市の街中で運営されていた最初の自然療法施設だからだ。それまで、サナトリウムの立地条件とは、緑の自然が豊かで空気も清浄な山地や田園であったからである。

一八九一年のドイツには一三一の自然療法サナトリウムと湯治場があり、ザクセン地方にも少なからず存在したが、設備に関してはまちまちだった。しかも、患者たちの治療範囲は水治療法、食餌療法、運動処方と多種多様だった。

おなじくザクセンのドレスデン近郊にあったハインリヒ・ラーマンのサナトリウム「ヴァイサー・ヒルシュ」は、ヨーロッパ中から患者が殺到していたが、これに比肩するのが、ルーイ・クーネの自然療法サナトリウムだった。

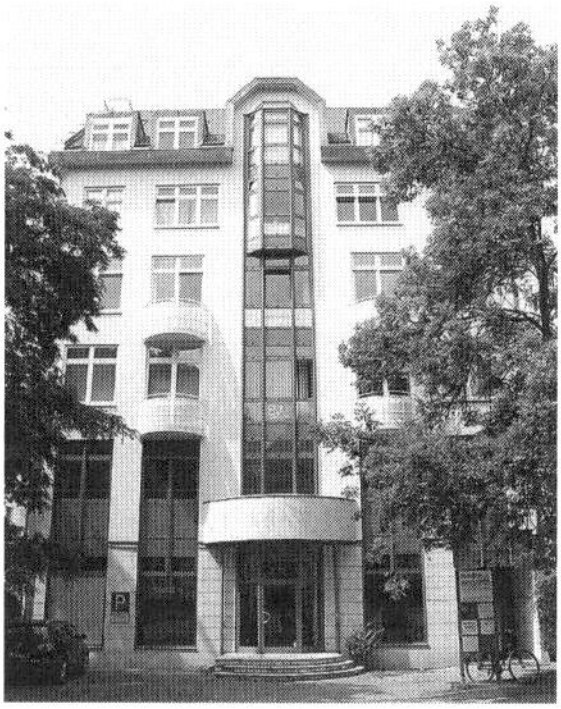

図１　現在のフロス広場23／24番地には一般住宅があるのみ

かつては市内中心部の南に位置するフロス広場二三／二四番地に、クーネのサナトリウムはあった。二〇一九年夏に筆者はこの住所に来訪したが、その歴史的な跡地であることを伝える碑も記念銘板もなかった（図１）。

もともと機械工で工場経営者であったルーイ・クーネがその機械工場を売却し、この場所に自然療法サナトリウムを開設したのは、一八八三年十月十日のことだった。もちろん、みずからも水治療法をおこなう自然療法医として開業したのである。

水治療法医ルーイ・クーネの誕生

自然療法医の経歴にはよくあることだが、たいていは自身も慢性の持病に苦しんでいたのが、自然療法によって快癒した結果、みずからもその医術をおこなう側の人間になる。クーネもまた、同様の過程をたどった。

二〇歳から持病に悩まされていたかれは、一八六四年にライプツィヒ自然療法協会の集会に足を運んだ。協会員たちから助言をもらい、そのおかげでクーネの症状は改善がみられた。それ以降、かれは自然療法への関心が高まって、定期的に自然療法施設をおとずれるようになる。なかでも、クーネはテオドール・ハーンの水治療法と菜食主義を学ぶようになった(第三章参照)。

それゆえ、ハーン流の水治療法と菜食主義療法を研究したクーネは、長らく試験をくりかえしたのちに、ライプツィヒで開業するにいたる。

この当時の自然療法のように、クーネの治療範囲は広範で、神経性疾患、潰瘍、発疹、

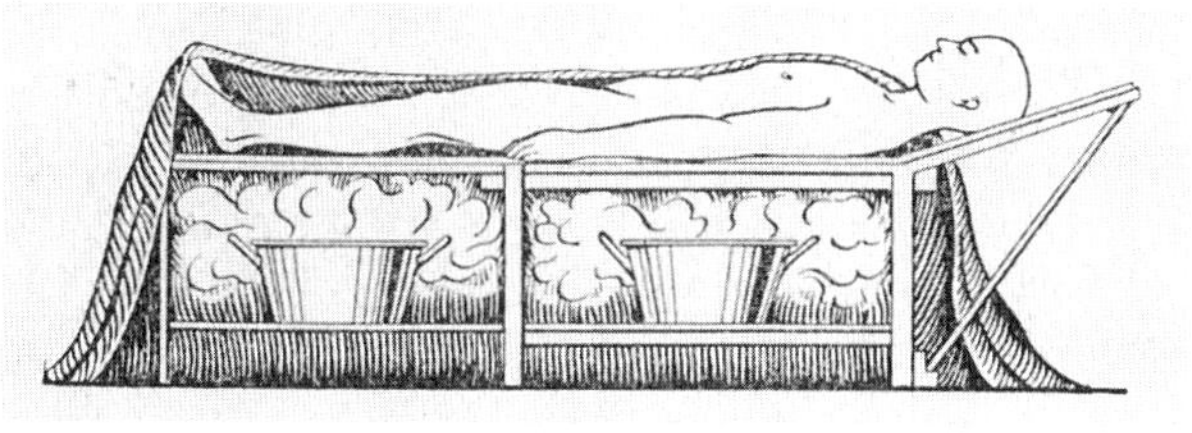

図2　クーネ式蒸気浴

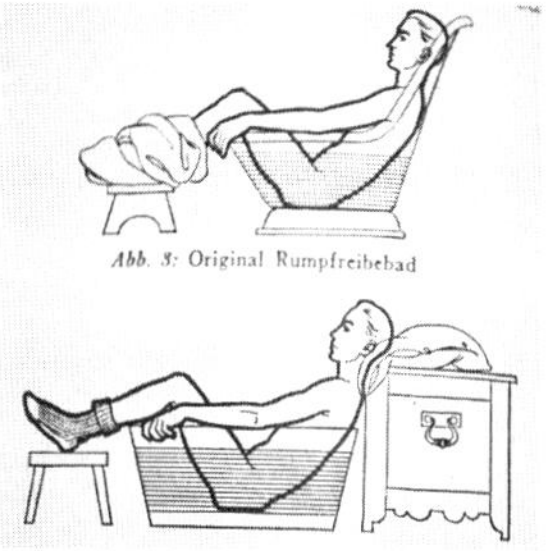

図３　前屈摩擦浴

リューマチ、心臓病、肝臓病、腎臓病、貧血症などであった。クーネもまた水治療法とともに、菜食主義の食餌療法を重視した。

クーネの水治療法の特質としては、蒸気浴（Dampfbad）、前屈摩擦浴（Rumpfreibebad）、座位摩擦浴（Reibesitzbad）などがあげられる。これらはクーネが開発した独特の機器と浴槽を使う治療である。

蒸気浴は規則的な皮膚の活動を生み出すのに不可欠だと考えられていて、「我慢さえすれば、ほかにはなにも必要としない」治療法だった（図2）。

とりわけ、クーネの水治療法で非常に有名だったのは、前屈摩擦浴である（図３）。足載せ台がついた浴槽に上半身を前屈させながら、からだを横たえて、上半身を水にひたさないようにする。水温は自然の温度で一〇度から一五度、入浴時間は一〇分から六〇分である。

そうして、外陰部を粗めのリンネルでやさしくマッサージする。これは「陰部は生命の木の根」だというクーネ独特の身体論に由来している。その部分からのみ、有機体全体に感応する神経体系に刺激をあたえられると、クーネは真剣に考えていた。効能としては、生命力の喚起、膀胱と局部への刺激、便秘の解消などである。

裁判をめぐって

だが、クーネもまた、ほかの自然療法医とおなじく、長きにわたる裁判を闘わざるをえなかった。

たとえば座位摩擦浴は、患者が水浴しながら、同時に自身の性器を布地で摩擦するという治療法であるために、批判が殺到した。

その部分に集中しているとされる神経繊維を刺激することがかなりの病気に対して治療効果があるというクーネの理念が、医師たちから疑問視されたり、一部の公衆もこの治療法に不信の眼を向け、不道徳なものを感じ取っていた。

ついに一八八九年三月、ライプツィヒ当局はルーイ・クーネを告訴し、この物議をかもした治療法を禁止した。この係争は数年間継続し、裁判所で審理された結果、クーネは最終的に敗訴が確定したのだった。

一八九六年には検事側は家宅捜査をおこない、無数の書類を押収した。クーネを詐欺師として非難するこの裁判は非常に注目を集めた事件であったが、それが皮肉にもかれを広く世に知らしめる宣伝になった。それゆえ、ライプツィヒのフロス広場の自然療法診療所を来訪した患者は数千人におよんだという。

だが、クーネの名誉は回復される。患者たちやドレスデンのハインリヒ・ラーマンも弁護にまわり、かれには不純な動機が存在しないことも立証されたために、一九〇一年一月にクーネに対して、無罪判決が下るのだった。この時点ではすでに、クーネは自身の自然療法施設を息子に譲渡していた。

そして、この無罪判決を勝ち取ったのちまもなく、二十世紀最初の年にクーネはこの世を去った。

クーネの治療理論

ルーイ・クーネは『新治療学』（*Die Neue Heilwissenschaft*）にその治療法をまとめている。その五〇〇ページにおよぶ大著は二四ヵ国語に訳されて、ドイツでは一九三六年に一二三版を重ねたほど読まれた。

かれにとっての「新治療学」とは、「薬なし手術なしの医術」を意味するが、これ自体はそれほど新しいものではない。クーネもまた、ヒポクラテス的な考えかたに依拠している。つまり、すべての病気はあやまった食事摂取やまちがった生活様式に起因しており、適度の飲食こそが持続する健康の基盤であるという思想である。

その結果、いわば不純物が体内に沈積することによって、体細胞の代謝や血液循環が妨げられて、精神の鈍化、食欲不振、倦怠、疲労、寒気などをひき起こすとされた。バクテリアが繁殖するのも、そうした不純物の堆積に寄生しているという思考だった。

さらには、この体内の不純物が「発酵」するにしたがって、発熱、発疹、内臓の不調となって発病するというメカニズムなのだ。

さらに、この病状を医師が読み取るための方法を紹介したものが、クーネのもう一冊の代表作『表情学』（*Gesichtsausdruckskunde*）である。体内での不純物の堆積を、外部から、つまり人間の表情から看取しようとするための一種の観相学であった。こういった疑似科学を真剣に研究し、応用するところに、クーネの限界があったといえるだろうか。

とはいえ、ルーイ・クーネの著作『新治療学』と『表情学』は、かれの後進を育成するのに大きく寄与した。かれ自身も特別な研修過程で弟子たちを養成した。クーネは面会時間、いまでいうところの「オフィスアワー」を設定して、弟子たちとの対話に力を入れたことも知られている。かれの弟子たちはのちに多くの都市で自然療法医として治療をおこなったのだった。

『表情学』

クーネの『表情学』は、ヨーロッパの観相学の伝統を受け継ぎつつも、かれがみずから「新治療法」と呼ぶところの自然療法を補完する内容と手段として位置づけられている。ちなみに、観相学とは顔や表情などの「外面」から、その人物の性格という「内面」を知ろうとする思想で、現在では疑似科学とされている。たとえば、その極端な例はイタリアの精神科医チェーザレ・ロンブローゾ（一八三五〜一九〇九）で、犯罪者の顔に共通の特徴をみいだし、先天的に犯罪者となる性質があるという説を十九世紀後半に提唱している。

クーネによると、「表情学」とは「身体の外部から身体の内部の健康状態を認識する知識」である。

「表情学」の課題は、「外部と内部のどんなわずかな身体的変化をも詳細に書きあらわそうとするのではなく、「学校医学」の方法で病気の形態を確定したり、命名するものではない」。「身体の状態全体を調査し、身体全般が健康か病んでいるかどうか、病気のばあいには身体がどれほど苦しんできたか、苦しみがつづくのかを、また病気の回復にむかうどのような展望があるのかを判定しようとするものである」。

クーネは、伝統的な観相学の発想にもとづいて、患者の身体の外面的特徴から、身体内部の健康状態や病気を全体的に診断しようとしていたことがわかる。

筆者が入手した『表情学』は、第三一版の序文が収録されている復刻版だが（出版年の記載なし）、出版社によるまえがきでは「ほぼ変更されないまま三〇版以上を重ねて、一一ヵ国語で出版された」とある。

この著作の導入部分には、クーネの思想が色濃く出ていて、とても興味深い。

1．たとえ病気がさまざまなかたちとさまざまな度合いで発病しているとしても、病の原因はただ〝ひとつ〟にすぎない。偶然に疾病が発現している身体部分、すなわち病気が現れている外部の状態は、遺伝的事情、年齢、職業、居住地、暮らし、気候などに依存している。

2．病気は体内に不純物が存在していることから生じる。それらがまず下腹部の排泄口周辺に沈積し、そこから身体部分のすみずみに、すなわち頸部《けいぶ》と頭部へ運ばれていく。そうした不純物が身体の形状を変型させて、形状の変型から病気の度合いが

認識される。（中略）

3．発熱をともなわない疾病は存在しないし、発病なしに熱はでない。不純物が体内をかけめぐり、沈積するとすぐに、身体とこれらとの戦いがはじまる。その特別な活動、つまり身体内部での摩擦によって、発熱するのである。（中略）

クーネの水治療法のなかで、とりわけ誤解された下腹部のマッサージは、疾病の原因となる不純物が最初に堆積するのが下腹部周辺であるという病理的メカニズムに根拠があったのである。

クーネの菜食主義療法

テオドール・ハーンを範とするクーネの食餌療法は、食塩分が少ない完全菜食主義食であった。それも、調理せずに食べられる食事こそは消化が最も容易で、最大限の生命力を供給できるという思想を根拠にしていた。

すべての果実と穀物、イモ類は生で食するべきであって、「われわれが自然なかたちで食べるのを促されない食事（たとえば肉）は有害である」と考えられた。

アルコールもまた、多くの菜食主義療法とおなじく、クーネは治療の妨げになるとみなしている。

　たとえば深刻な消化不良のときには、生の小麦のひきわりを食べさせたり、子どもには、無刺激性の菜食を推奨し、小麦のひきわりパンを焼くためのレシピやパン焼き機をみずから考え出した。

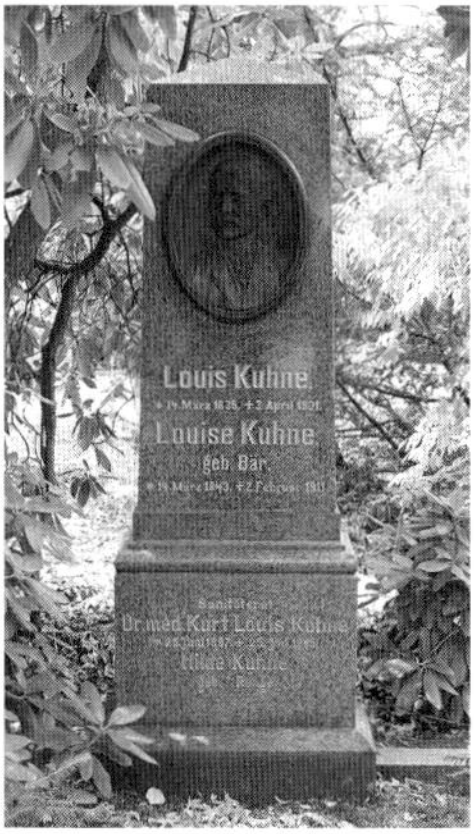

図４　クーネの墓碑

　クーネの自然療法も、やはり水治療法と菜食主義とのコンビネーションを根幹としたものであった。

　ルーイ・クーネのサナトリウムがあったフロス広場二三／二四番地をおとずれたさいに、クーネの墓碑があるライプツィヒのズュートフリートホーフ（南墓地）も訪問した。日本語でいう「霊園」ということばにふさわしく、およそ八〇ヘクタールの公園風の広大な墓地であった。この墓地はインターネット上に著名人の墓の位置を記した大きな地図を公開しており、あらかじめ調べていった。

　ところが、園内のあまりの広さのために炎暑のなかをさんざん歩きまわっても、なかなかみつからない。たくさんの墓碑名を確認しながら、うろうろとさまよったあげく、ようやく発見すると、クーネの墓碑は静寂な自然のなかでひっそりと立っていた（図４）。かれの波乱にみちた人生とは無縁な雰囲気につつまれていた。

医学博士号をもつ自然療法医ハインリヒ・ラーマン

ハインリヒ・ラーマン（一八六〇～一九〇五、図5）は、自然療法医のなかでかなり異色な部類に入る人物である。

というのも、かれはいわゆる「学校医学」を正規に修了したあとで、自然療法を手がけるようになったからだ。同様の経歴は、ホメオパシーの始祖ザムエル・ハーネマンくらいで、ラーマンのように十九世紀後半に活躍した著名な自然療法医ではごく少数だった。

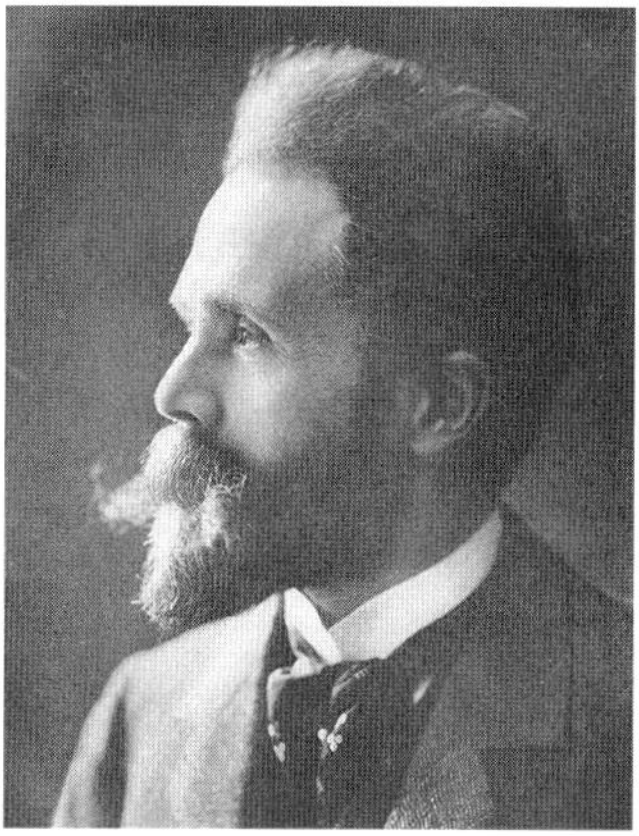

図5　ハインリヒ・ラーマン

一八六〇年にブレーメンで生まれたラーマンは、五歳のときに喉頭《こうとう》ジフテリアを発病して以来、自身が結核にかかっているのではないかという疑いをぬぐいきれなかった。極度に貧相な体格ゆえに生涯、呼吸器官が弱く、病気に感染しやすいことで苦悶した人である。

かれの家庭は財産があるわけではなかった

が、裕福な親族のおかげでブレーメン、のちにはブルクシュタインスフェルトのギムナジウムを卒業すると、工学の才があったために、ハノーファーの工科大学に進学する。だが、その二年後に医学を志したラーマンはグライフスヴァルト、ミュンヒェン、ハイデルベルクへと遊学し、一八八五年に開業免許と博士号を取得したのだった。

通常の医師よりもはるかに教養があったラーマンは自然科学、工学、動物学、植物学などの造詣が非常に深く、進取の気性豊かな人物なのである。

乳児哺育《ほいく》によく用いられた「植物乳」(豆乳などをいう)の開発にたずさわったことから、乳児哺育の分野でも頭角を現す一方で、菜食主義にも大きな関心を示したり、スロヴェニアのブレッドの自然療法医アルノルト・リークリをたずねて、空気浴と日光浴について学んだ。

ラーマンはいわゆる「学校医学」のみでは満足できずに、自然療法の研究も深化させていったのだ。

最初にシュトゥットガルトで開業した時期には、羊毛の衣服を推奨する衣服改革運動家グスタフ・イェーガー教授(一八三二〜一九一七)と論争した。このさい、ラーマンは通気性の高い絹素材の衣服の利点を主張している。

その後、ザクセン地方ケムニッツにあるツィンマーマンの自然療法診療所で一八八七年まで働き、新療法医としての研修を重ねた。この時期に、ラーマンはドレスデン近郊のヴァイサー・ヒルシュ村に旅行しており、将来のサナトリウム建設の候補地を発見している。

ドレスデン近郊のヴァイサー・ヒルシュ村

「白鹿」という意味の名をもつこの村は十九世紀末の当時、小さな家屋がわずかに立ち並ぶ森のなかにあった。交通機関といえば、ドレスデンの劇場広場までバスが週三回出るだけの、都会に疲れたドレスデン市民の夏の避暑地であった。

筆者も二〇一八年夏にヴァイサー・ヒルシュをたずねてみた。ドレスデン中心部からトラム（路面電車）で三〇分ほどの距離にあって、ゼバスティアン・クナイプが開拓した保養地としていまも繁栄するバート・ヴェーリスホーフェンとは異なって、現在は緑に囲まれた高級住宅街といったおもむきである。すぐ北側には大きめの森林公園が広がっていて、その奥はそのまま広大な山林地帯の自然に連結するといった地理条件となっていた。

裕福なドイツ人は都心部から自家用車で三〇分ほどの距離にあり、自然が多い丘陵地にある一戸建てに住むことを好むのだが、現在のヴァイサー・ヒルシュはまさしくおあつらえむきの地所だった。

おそらく、かつてはもっと繁栄していたと思われるが、筆者がたずねたときには、付近には一軒のモダンなホテルや郊外型スーパー、少数の商店がある程度で、ラーマンのサナトリウムの建物は存在していなかった。

とはいえ、少し離れたところには、現在も大きな病院があり、保養地としてはいまだに優れた立地のようである。

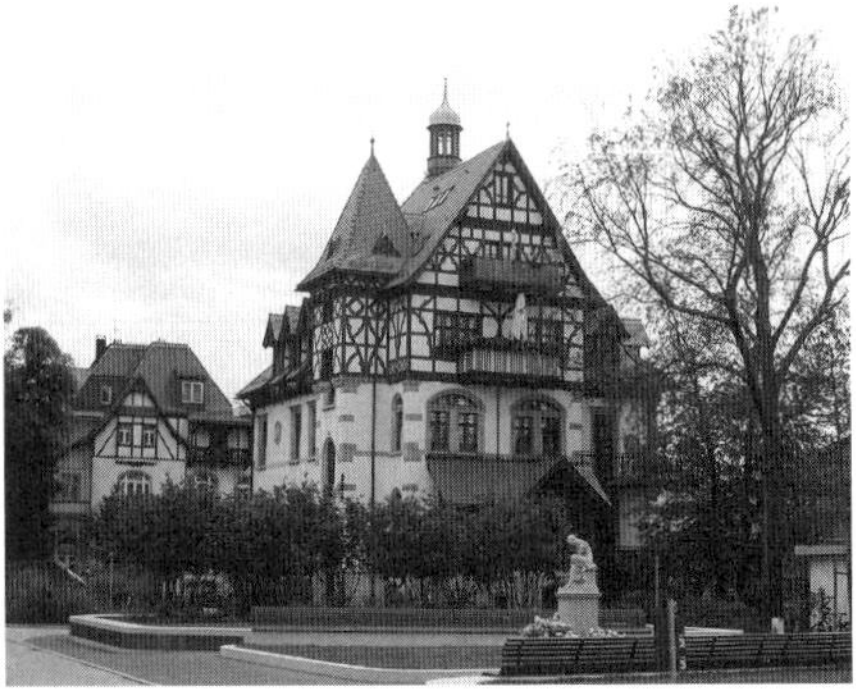
図6　ハインリヒスホーフ

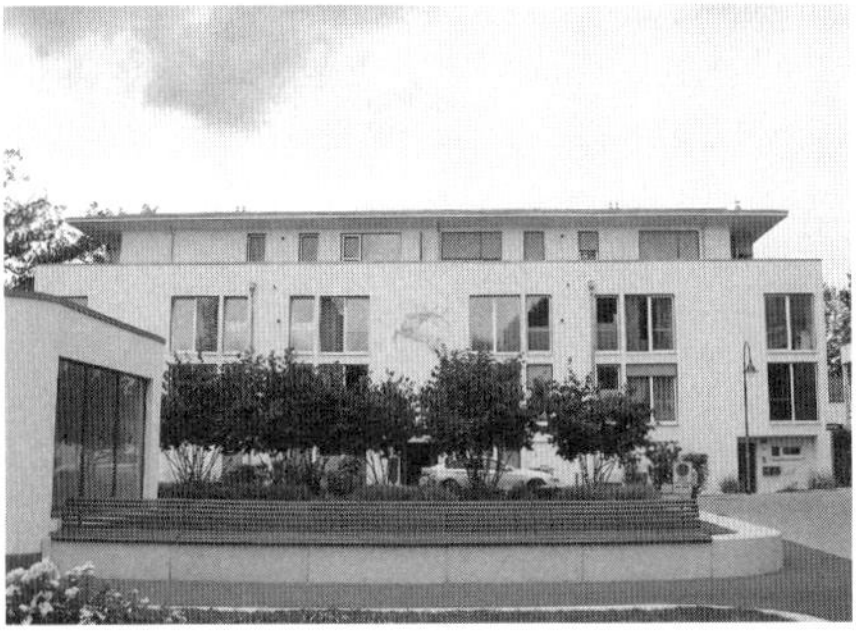
図7　白鹿（ヴァイサー・ヒルシュ）があしらわれたドクター・ラーマン・パークの建物

さらに、その跡地のひとつである場所には、ラーマンの自宅を兼ねた「ハインリヒスホーフ」があるほか、「ドクター・ラーマン・パーク」となっている独特の白い共同住宅があった（図6、7）。

かつては療養施設でもあった「ハインリヒスホーフ」は現在、地元の不動産業社の所有となっており、非常に美しくリニューアルされている。この不動産業社のホームページには、「ハインリヒスホーフ」の写真が大きく掲載されていて、賃貸ししているようである。

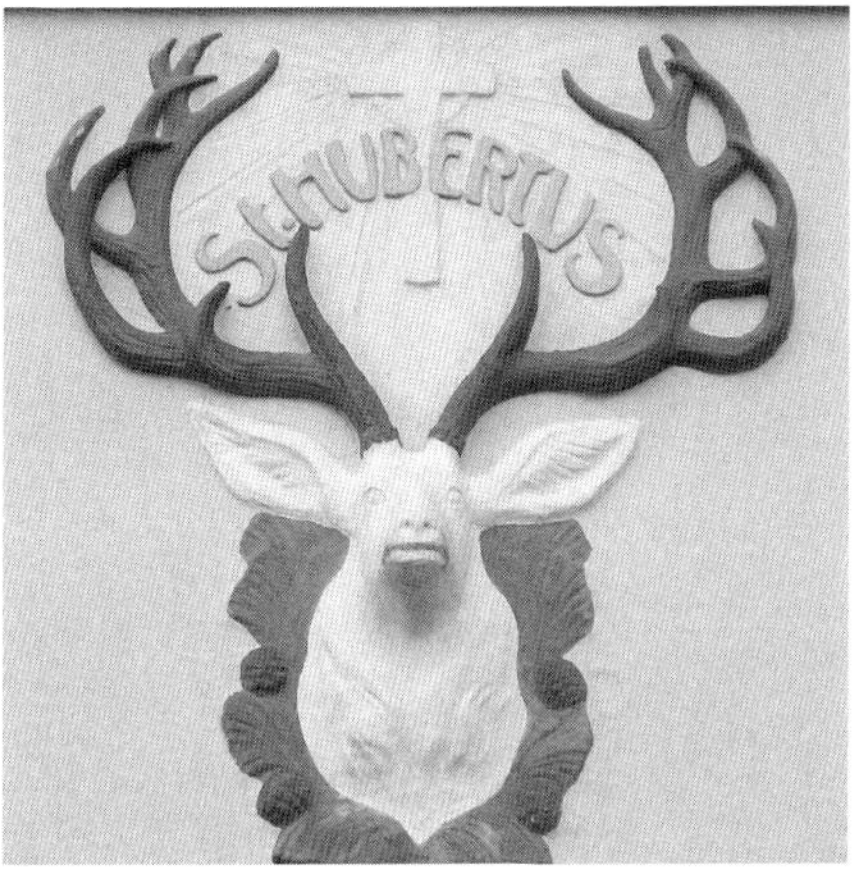

図8　聖人のシンボルとされる鹿の彫刻の角のあいだに聖人「フーベルトゥス」の名が刻まれている

周辺の集合住宅にも、外壁に白い鹿をモチーフとした装飾がところどころになされていて、ラーマン診療所の名跡を継承しているといった風であった。

近隣の閑静な住宅街を散策してみると、いくつかの住宅には、やはり白い鹿をイメージさせる大理石のプレートが外壁に飾られていた（図8）。住民たちがラーマンゆかりの診療所で有名になったこの土地を誇らしく思っている証左だろう。

「ハインリヒ・ラーマン博士サナトリウム」

そのヴァイサー・ヒルシュ村に、のちに「ハインリヒ・ラーマン博士サナトリウム」と名づけられた浴場つきの小さな診療所を、ラーマンが開業したのは一八八八年一月一日のことで、クーネに遅れることわずか四年であった。当初は村の井戸から手押し車で水を運ばなければならないほど、原始的な設備であった。

だが、ラーマンの人柄と自然療法医としての資質が傑出していたのだろう。開業してひと月が経過した一月末には二〇人の患者がいて、三ヵ月後には補助医師をひとり雇い入れなければならないほど繁盛していた。

ルーイ・クーネと同様に、ラーマンは面会時間をわざわざドレスデン市内で設けて、市民に呼びかけて自然療法を啓蒙したり、講演会を開催した。だが当然ながら、ドレスデンの医師たちはラーマンとその自然療法に敵対していった。

とはいえ、ラーマンのサナトリウム運営は、開業後四ヵ月が過ぎたころには、空気浴用小屋を三軒増築したり、新たな建物を借りなければならないほど順調に進捗した。

かれの自然療法診療所は開業当時、浴槽二つと六人の職員ではじまったが、一九〇〇年に増築された結果、年間約二〇〇〇人に施術した。記録によると、一九〇三年に患者数は三一七五人となり、ラーマンが死去する前年の一九〇四年には三五二六人にまで増大している。

一九〇五年六月一日、まだ四五歳であったハインリヒ・ラーマン博士は流行性感冒で併発した心臓衰弱によって他界するが、かれの死後も事業は拡大をつづけ、サナトリウムは本部施設のほかに、三〇軒の建物を有し、職員は三五〇人を数え、三つの農場をかかえるほどの大所帯にまで発展した。四〇年間で、多くの外国人もふくめた約一五万人の患者がヴァイサー・ヒルシュに来訪したのだった。

「学校医学」と自然療法の融合をめざして

該博《がいはく》な知識と広範な視野をもつラーマンは、きわめて実証主義的で自己批判を忘れず、「学校医学」と自然療法を分離して考えることはしなかった。

かれはバランス感覚にすぐれていたために、「素人医学」のみに肩入れしなかった。プリースニッツ、リークリ、クナイプといった自然療法医たちの意義や必要性を認識していたものの、大学での医学やその専門教育もけっして軽視しなかった。ラーマン自身は自然科学の観察と実験を第一のものとして実践していた。たとえば一八九五年秋には生理化学実験室を開室し、栄養塩類の調製について研究しつづけたのである。

ちなみに、さまざまな分野に関心が高いラーマンの著作は多岐にわたっている。

一八九〇年にはサナトリウムでの医療活動にもとづいた論文集『自然療法』、バクテリアに関する研究成果『コッホとコッホ主義者』、翌九一年に『疾病の根本原因としての食餌療法による血液分離』という栄養塩の研究書、さらに翌九二年に神経科医ハインリヒ・レーダー（一八六六～一九一二）の扁桃腺に対する自然療法の先駆となる『鼻腔マッサージ』を出版している。

くわえて、一八九三年に上梓した『婦人科手術は回避できるのか』では、婦人病に対しては、かれがまちがっていると考えていた外科手術よりも、マッサージ、運動、冷水浴、蒸気浴などを推奨した。

一八九八年には空気浴の効用を『空気浴論』で説き、最後の著作となる一九〇五年の『大気中の気圧変化が発病させる影響』では、敏感な体質の人間に気圧の変化が偏頭痛、生理機能障害、肺出血、鼻血の原因となるメカニズムを論じている。

ところが、「学校医学」を修得したにもかかわらず、ラーマンの医療に関する思想で興味深いのは、医薬の安易な投与には反対していたことである。薬剤を飲まないのが原因で病が発症するわけではないと考えていたからである。多くの自然療法医とおなじく、外科手術にも否定的だった。

菜食主義もまた、哺育に一家言をもつラーマンは重視しており、テオドール・ハーン以来のひき割り麦の食餌療法を採用していたが、それは健康体操、マッサージ、電気療法、日光浴、空気浴と併用することで効能が増加するという典型的な自然療法の方法論であった。

菜食主義の食餌療法を実施するためには、果実と穀物を供給しなければならない。それゆえ、ラーマンは農場も運営した。かれのサナトリウムが農場を所有していた理由はここにあったのである。

ラーマンにとって、治療は医学ではなく、医術であった。

かれの考えによると、医師にとって最も重要なのは、病気とその原因と自然な治療例についての見解をつねに刷新していくことである。というのも、これらに関するあやまりはつねに、まちがった治療の原因であったからだ。型にはめこむばかりで、「病人」ではなく、「病気」そのものを治療しようとすると、生理学的・栄養学的な治療法をおこなっても、失敗してしまうという思考であった。

『自然療法』

筆者が所有しているハインリヒ・ラーマンの著書『自然療法』は、一九二三年刊行の増補第六版である。ラーマンは一九〇五年に死去しているので、この書物がその死後にもよく読まれたことを証明している。

ラーマンのお膝もとといえるドレスデンに籍を置く版元が「国民衛生出版社」(Volkshygienischer Verlag)であるのも、同時代の雰囲気をよく伝えているだろう。この書物には同社の広告も掲載されているのだが、その出版ジャンルが「健康生活改革、自然に即した栄養学、自然療法、健康管理、自己教育、生活知など」となっているのが興味深い。「国民衛生出版社」は自然療法と生活改革運動に関連する書籍を専門とした出版社らしいのだが、この時代にはこうした出版社が多く存在したはずだ。

さて、その著作の正式なタイトルが『(身体と栄養に関する)自然療法の最重要な症群』とあるとおり、すなわち一八九〇年の論文集『自然療法』の簡略版であって、これを増補した六版ということになる。

ラーマンの自然療法の治療内容がいかに広範であるかについては、各項目を簡略化してあげてみよう。

「肥満と貧血（食餌療法と台所改革）」、「ジフテリア」、「血清療法」、「ペスト」、「敗血症と傷の手あて」、「コレラ」、「腫瘍」、「性病感染と薬剤なしの性病治療」、「淋《りん》病、下疳《げかん》、梅毒」、「産褥熱の予防と治療」、「熱病患者の食事」、「手術なしの婦人病治療」、「子どもの健康管理」、「肺炎の予防と治療」、「結核」、「腺病性の発疹」、「卒中発作」、「時代病としての神経衰弱」、「顔面神経痛」、「ヒステリー」、「壊血病」、「治療および抵抗力涵養のための空気浴」、「気圧の変化による疾病への影響」、「鼻腔マッサージ」など。

すなわち、ラーマンが尽力してきた医療のすべてが網羅されているといえるだろう。

しかも、現在では精神科医の領域に属する神経衰弱やヒステリーもふくまれている。神経衰弱を「時代病」とみなすラーマンであるが、一八五六年生まれの精神分析学の創始者ジークムント・フロイトは、ラーマンより四歳年長であり、神経症治療医として開業したのは一八九六年のことである。この時期、いまだ自然療法が神経衰弱やヒステリーに効能があると信じられていたのである。

また、『自然療法』には多くの患者のデータや症例が図示されており、ラーマン自身によるサナトリウムでの治験の成果が忠実に反映されていると思われる。

衣服改革運動と妊娠女性のケア

空気浴は血液循環、皮膚の血行、代謝、皮膚呼吸、食欲を増進させるもので、発汗効果がある日光浴はマッサージや冷水浴などの併用での効能を期待できると、ハインリヒ・ラーマンは考えていた。

皮膚に刺激をあたえるこれらの自然療法とともに、健康管理のうえで最重要事項が衣服改革である。衣服は通気性と透過性がよくなければならないというのが、ラーマンの持論であった。

一八八〇年代以降、ハインリヒ・ラーマンは自身の雑誌で衣服改革問題について議論しており、かれの著作『衣服改革』は一八九八年の時点で第三版が発行されていた。

衣服の改善という点では、衣服改革運動家グスタフ・イェーガーに同意していたが、羊毛の下着の導入には反対であった。羊毛の下着は皮膚への刺激が強すぎると考えるラーマンは、木綿の下着を推奨した。このラーマン発明による木綿下着の生産工場があったロイトリンゲンの郷土博物館には、木綿の女性用下着が残されている。

寝具には、羽毛のかわりに馬の毛を入れた枕や、羽毛ふとんのかわりに羊毛やキルティングのふとんを推奨したほか、衣服のえりを柔軟な素材にしたり、通気性のよい靴やサンダルの着用を奨励した。

女性の衣服に関して、コルセットやベルトなど身体を締めつけるものには否定的であったラーマンは、同時代の衣服改革運動と足並みをそろえていた。

同様に、かれがとりわけ力を入れていたのは、妊娠女性のケアと乳児哺育であった。妊娠女性の食事には、くだもの、葉野菜、ハツカダイコン、温野菜、牛乳を多めにし、肉と食塩は少なくした。適量の食事と日光浴、空気浴、毎日の半水浴を推奨した。乳児には母乳を第一のものとしたが、母乳がないときには、牛乳を植物乳で薄めたものを代替とした。

かくして、ハインリヒ・ラーマンは同時代の自然療法医のなかでも、「学校医学」の知識を充分に有しつつも、自然療法の確立にも尽力した稀有な人物で、知見と実験を積み重ねた最初の科学的自然療法医であったといえよう。

ビジネスマン自然療法医フリードリヒ・エードゥアルト・ビルツの誕生

二十世紀をむかえると、自然療法医たちをめぐる状況も変化した。「学校医学」側の医師たちによって、いかさま治療やもぐり医者に反対する一大キャンペーンがおこなわれたために、自然療法医が訴訟、権利論争、処罰などに脅かされる可能性が高まったからである。

ところが、その一方で、自然療法は支持者が爆発的に増大して、ドイツ全土にサナトリウムが乱立する事態となった。そうなると、自然療法医も新しい治療のスタイルを考案した。たとえば、休養、療養客間での社交、気晴らしなどの余暇的な治療プログラムを取り入れるようになったのである。

そうした新しいタイプのサナトリウム運営に

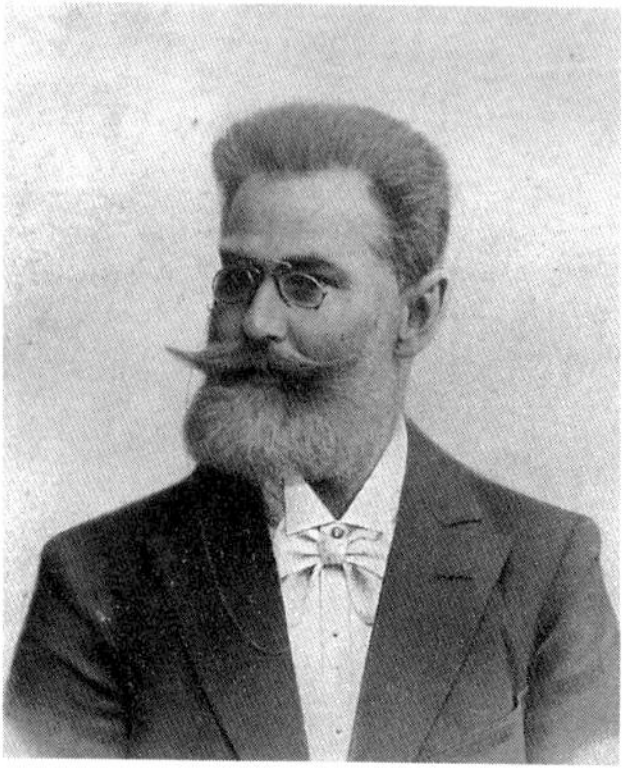

図9　フリードリヒ・エードゥアルト・ビルツ

成功したのが、フリードリヒ・エードゥアルト・ビルツ（一八四二～一九二二、図9）である。ザクセン地方の小村アルンスドルフに生まれたビルツは、短期間だけ学校教育を受けたのちに、父親の工場を助けるために、一四歳で職工として働かなければならなかった。

長時間労働、狭い室内、悪い空気、単純作業で心身を消耗してしまった少年のかれは、遍歴の旅に出る。ビルツが最終的にたどりついたのは、十九世紀後半には亜麻《リンネル》織の中心地であったザクセン地方のメラーネ市だった。だが、この小都市での出会いが、ビルツの人生を一変させる。

一八六八年にメラーネの織物親方の娘と結婚すると、買ってもらった家で輸入食料品の商売をはじめた。かれの商才が発揮されて、ささやかながらも裕福な暮らしを手に入れることになる。

天然痘が流行して、三八九人の市民が犠牲になったために、一八七二年にメラーネに健康管理・自然療法協会が設立されて、ビルツも入会した。ところが、その思想にだんだん没入するようになると、自然療法の書物を読み、独学で研究するようになった。

ついに一八八二年、ビルツは自然療法と生活改革運動に関する最初の著作『人間の人生の幸福』を出版して、自然に即した単純な生活様式と、生活必需品だけで生きる生活への回帰と過剰な贅沢生活の拒否を説いた。

まずまずの成功をおさめたこの著作の第二版が翌年に出版されると、ビルツの信奉者は増大した。そのひとりがケムニッツの自然療法協会を後援していた企業家ヨハン・フォン・ツィンマーマン（一八二〇～一九〇一）である。ビルツ推奨の生活様式が大衆に広くアピールできることをツィンマーマンは認識していて、さらに増刷するときには、健康になるための生活法則の部分を分割して出版することを勧めた。

一八八八年にこの部分を大幅に加筆した増補版が出版されると、のちには『新自然療法』というタイトルで版を重ねたのだが、この著作は大ベストセラーになった。一八九四

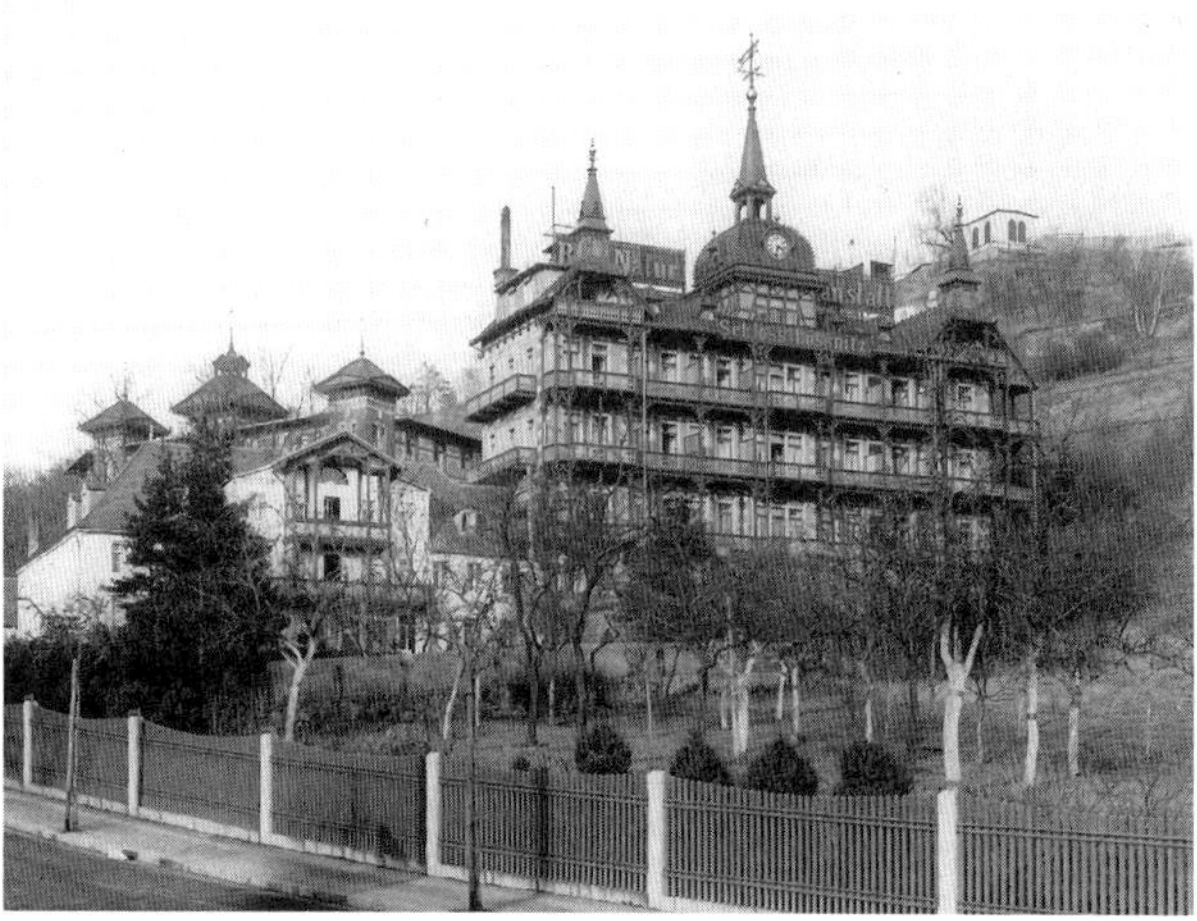

図10　建物中央に「レースニッツ城」と掲げられているビルツ・サナトリウム

年には二〇万部が売れて、さらに一九三八年では累計三五〇万部を記録したのにくわえて、一二ヵ国語に翻訳されたのだった。

この書物は平易なことばで書かれているほか、病気のときにひとりで可能な対処法のキーワードがアルファベット順でリストアップされていて、結婚生活での問題、事故のばあいの応急措置、水泳を習い覚えるさいの手引きや心がまえが記されていた。

自然療法医ビルツの誕生

一連の書籍の大成功で獲得した資産で、ビルツは一八八八年に出版社を設立して、自身の本をさらに増補、改訂しての再版をおこない、さらなる新刊書も上梓した。一九〇七年には、ビルツが書いた大部のSF小説なども刊行している。

そして、ついに念願の自然療法医としての活動を開始したのである。一八九〇年にドレスデン近郊のオーバーレースニッツで屋敷と地所を購入して、広大な土地にみずから三〇〇〇本の果樹を植えると同時に、療養客の治療や宿泊ができる施設を準備した。所轄の役所から治療施設運営を認可されたのが、一八九二年九月下旬のことであった（図10）。

開業当初からビルツのサナトリウムには療養客が殺到しつづけたために、設備をととのえたもっと大きい施設も使用するようになった。一九〇〇年の時点では、一二五人分以上のベッドが用意されて、年間一五〇〇人もの患者の治療がおこなわれていた。

そのうえ、企業家ビルツはドレスデン市民のために建設した公共の「日光・空気浴場」を一九〇五年六月に開業させたのだが、数年後には人工波が発生するプールを増築して、アトラクションを追加している。このプールには、波を発生させるための発動機が装着されていて、設計と建築には二五の企業が参加したのだった。

ビルツがさらに着目したのは、生活改革運動に適した自然飲料の販売であった。

生活改革運動の重要な要素のひとつが禁酒である。生活改革運動家でもあるビルツは、一九〇〇年にヴェストファーレン地方の都市デトモルトの商人で製造業者だったフラン

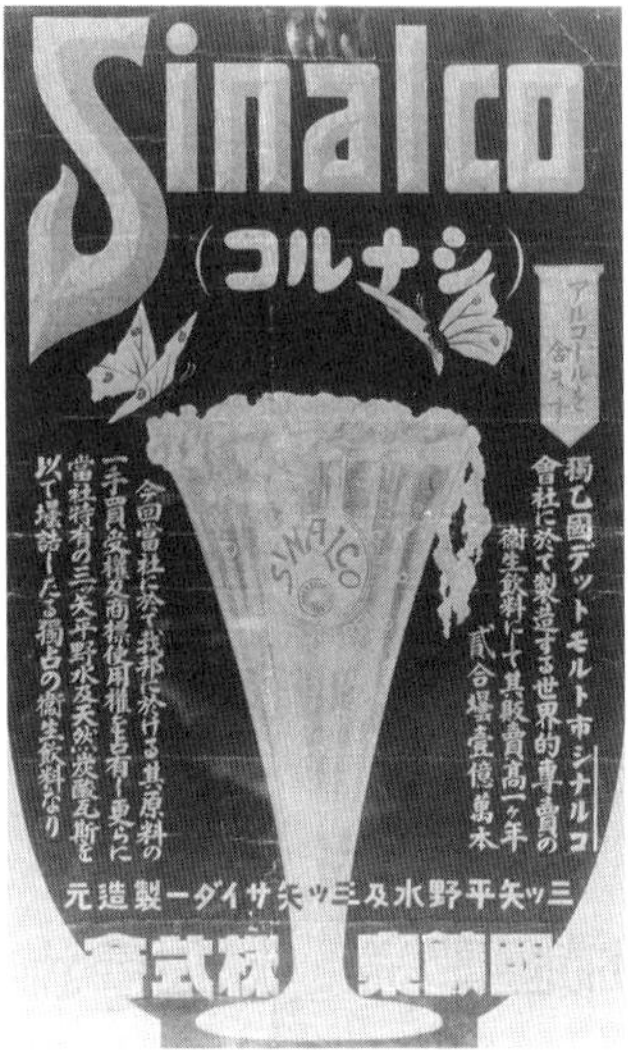
Sinalco
（シナルコ）
アルコールを含まず
獨乙國デットモルト市シナルコ會社に於て製造する世界的專賣の衛生飲料にして其販賣高一ヶ年貳合壜壹億萬本
今回當社に於て我邦に於ける其原料の一手買受權及商標使用權を占有し更らに當社特有の三ツ矢平野水及天然炭酸瓦斯を以て壜詰したる獨占の衛生飲料なり
三ツ矢平野水及三ツ矢サイダー製造元

図11　「シナルコ」と表記された日本での広告

ツ・ハルトマンと共同で、南国と国産のフルーツの果汁を原料とした清涼飲料水を開発したのだ。

くだものがふくむ鉱物塩と果実酸が健康を促進し、果糖の成分を直接、血液に摂取できるというビルツの発想を実現した自然果実飲料である。

その名は「ビルツ・リメッタ」（ビルツ・スイートレモン）と命名された。だが、類似品や共同出資者とのトラブルが発生したために、一九〇二年五月に「ビルツ・ブラウゼ」（ビルツ・ラムネ）と改称、さらに一九〇五年に新商標名を懸賞募集した結果、ついに「シナルコ」（Sinalco、ドイツ人の発音では「ジナルコ」）という商標名が決定する。

一九〇〇年の発売以来、二年間で三〇〇万リットルが販売されて、一九〇四年には二五〇〇万リットルが生産されるほど人気の清涼飲料水となった。一九〇七年には南アメリカ、近東など世界に輸出されていた。大正時代には、日本でもライセンス生産がおこなわれていたようだ（図11）。

ちなみに、シナルコとは、ラテン語で「アルコールなし」（sine alcohole）を意味する語の略である。日本ではそれほど知られていないが、ヨーロッパや周辺諸国ではすでに一世紀以上、飲みつづけられている。現在、シナルコはヨーロッパ最古の清涼飲料水メーカーで、二〇〇五年には、商標名決定一〇〇周年がドイツで大々的に祝われた。

ほかにも、ビルツは自身の名を冠した商品を市場へ送り出したが、なかでも「ビルツ栄養塩」が好評を博した。

ビジネスとしての自然療法

こうしたビルツの一種の商業主義は、旧来の自然療法医には眉をひそめるものだったにちがいない。しかしながら、企業家でもあるビルツにとっては、自然療法的観点から、顧客たちの要望に対して多く応えようとしたがための工業生産であっただろう。

それゆえ、かれのサナトリウムには、できるかぎりの豪華な設備が提供されており、「レースニッツ城」と建物の外壁に書かれていた。眺望がよいバルコニーがある広い部屋、夜のイベントがある社交ホール、ビリヤード場、ミュージックホール、女性用特別室、豪華に装飾された大食堂など、快適で居心地のよい雰囲気を醸成したのだった。

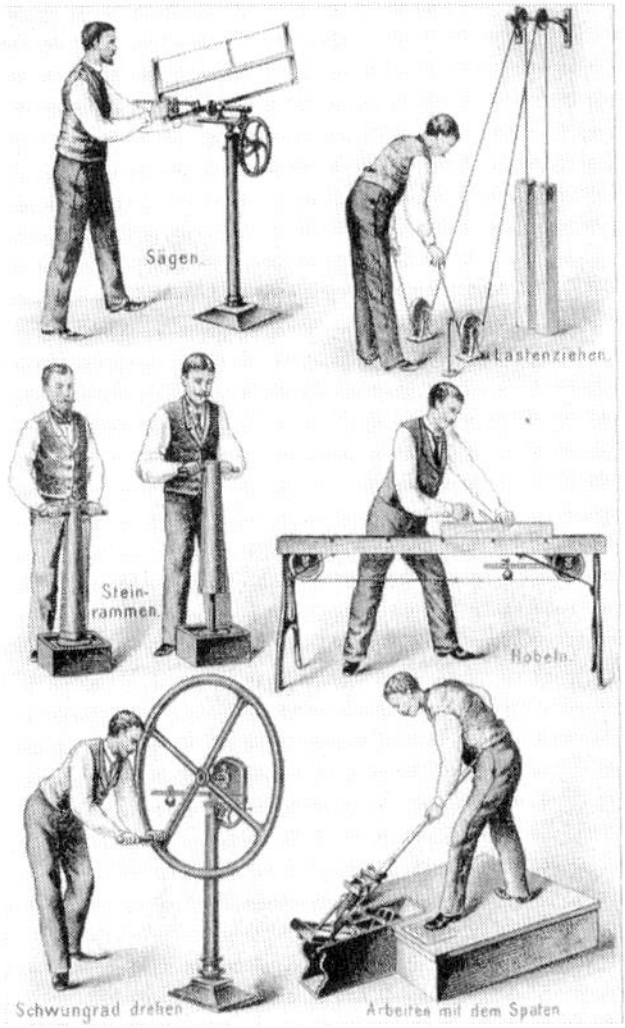

図12　器具を使った筋力増強のための作業療法

元来、発想が柔軟であったビルツは治療法にも頓着せず、従来の自然療法の伝統にも束縛されなかった。かれの診療室には、電気療法用の誘導起電機、日光放射装置、透熱療法浴場、機械式マッサージ器などが設置されていた（図12）。また、ビルツは磁気療法、電気療法、のちには薬草療法についても、幅広い関心を示している。

ちなみに、後述するが、自然療法にかぎらず、さまざまなサナトリウムでこれらの機器を用いた治療が一般になされていた。ビルツのばあいは、とくに治療法そのものが単純で安価な治療費で知られる自然療法を施術するサナトリウムであったために、機器使用を不適切とみなされたようである。

しかしながら、工業化による大量生産のおかげで、清涼飲料水メーカーのシナルコにかぎらず、現在もクナイプ社の入浴剤やケロッグ社のコーンフレークは健康に資する製品として供給されている。

ビルツの自然療法に対して、「学校医学」側からも攻撃が開始されたのは一九一一年三月のことである。「医師管区協会」から委託された「無免許治療撲滅委員会」が一九〇二年に出版されたビルツの著作の「一〇〇万冊記念版」についての所見を公表したのだ。かれの書物の無数の箇所で、読者は「公共の利益を害するやりかたで、国家伝染病予防法の重要な規定や、おなじく定評と実績のある医師の原則に対する妨害へと扇動される」という内容であった。

また、ビルツの活況に水を差すために、いくつかの医師連盟は法的措置によってかれのサナトリウムの運営を停止させようと試みた。

ところが、ビルツが敵対者たちに間隙をみせることはほぼなかった。最初から、かれは役所の規定をすべて充足しており、患者たちの世話には認可された医師をひとり採用していたからである。

そのうえ、のちにビルツは診療所の医師を三人に増員しており、広告パンフレットにはその事実を明示して強調するといった念の入れようであった。

自然療法医として成功したビルツは一九二二年一月三十日に死去すると、オーバーレースニッツの隣村ラーデボイルの東墓地に、生前親しかった冒険小説家カール・マイ（一八四二～一九一二）の右どなりに埋葬された。

サナトリウムの運営は息子のアルトゥール・エーヴァルト（一八七二～一九四一）が継承したが、この息子も死去したのちは、療養施設運営が認可されなかったために、ビルツが開業したサナトリウムの歴史は途絶した。

ヘッセのサナトリウム小説『湯治客』における透熱療法

二十世紀ドイツのノーベル文学賞作家ヘルマン・ヘッセ（一八七七～一九六二）は、生涯をつうじて体調と精神が不安定であったために、さまざまなサナトリウムに滞在した。一九四六年にノーベル文学賞受賞の報告を受けたのも、スイスのヌーシャテル湖畔の温泉保養地メランのサナトリウム「プレファルジエ」で療養していたときだった。

そんなヘッセは自身の療養体験を短編『やすらぎの家――サナトリウムに住むある男の手記』（一九〇九年）、中編『湯治客』（一九二三年）に残している。

たとえば、『やすらぎの家』は、バーデン地方西端に位置するバーデンヴァイラーのサナトリウム「ヴィラ・ヘートヴィヒ」での一九〇九年六月から五ヵ月間の滞在経験に依拠して書かれている。

ヘッセによると、このサナトリウムは「ホテルとサナトリウムの中間のような」療養施設である。薬物やアルコール依存の禁断療法や食餌療法などの厳格な治療法を必要としない患者たちには、「禁煙と十時の門限によるごくわずかな自由制限が課されるのみ」で、「平穏、森の空気、湯治場、親切な世話、快適な散歩道、温暖な気候、ならびに工夫をこらした良質な食事」が提供されるサナトリウムであった。

一方の『湯治客』のほうは、一九二二年秋のスイスのザンクトガレン郊外の湯治療養施設、一九二三年五月のバーデン市のサナトリウム「ヴェレーナホーフ」での数週間、さらにつづく十月の療養経験にもとづいている。

この中編サナトリウム小説で、主人公ヘッセが滞在するのは、温泉療養サナトリウムである。かれはその滞在初日から「入浴、鉱泉飲用療法、透熱療法、石英灯、健康体操」を処方されることになる。

とりわけ、ビルツのサナトリウムでも施術されていた透熱療法は、高周波を電極で体内に流すことで疼痛《とうつう》や痙攣を治療する方法で、石英灯のほうは水銀太陽灯とも呼ばれて、紫外線を照射して患部を治療する機器である。

すなわち、石英灯は照射機器によって自然光を代用した日光浴療法であって、その施術のようすも描写されている。

わたしは石英灯の下に座るのだが、そのさいにこの魔法のランプの太陽熱を可能なかぎり使用して、最も治療を必要とする患部を放熱口に可能なかぎり接近させようとする。数回、それで火傷している。それにくわえて、うむことを知らない女性の助手がわたしに透熱療法を処置しようと待ちかまえている。彼女は小型クッションの電極をわたしの手首に当てて、電流を流す一方で、わたしの首と背中に同様のクッションふたつで施術してくれるのだが、熱すぎると、叫び声をあげるほかにはなにもできない。

（『湯治客』）

二十世紀において、透熱療法はすでに広く施術されていたようだ。

一九一七年八月五日の日記では、スイス中部ルツェルン州の州都ルツェルン近郊のゾンマットにある精神分析医ヨーゼフ・ベルンハルト・ラング（一八八一〜一九四五）の診療所でも、ヘッセが足に透熱療法をおこなったことが記されている。

第七章　ナチス時代の自然療法

ビスマルクの寿命を一〇年延ばした自然療法医シュヴェーニンガー

本章のテーマであるナチス時代の自然療法を論じるまえに、その前史として、エルンスト・シュヴェーニンガー（一八五〇〜一九二四）のことを記述しておきたい（図1）。

このシュヴェーニンガーは、「学校医学」に対して、自然療法が凱歌をあげる最高の事例である。

というのも、あの十九世紀後半のドイツ最大の政治家オットー・フォン・ビスマルクの侍医として、その持病から帝国宰相を解放し、ビスマルクの寿命を一〇年延ばしたといわれているからだ。シュヴェーニンガーはドイツ政治史と最も関わりの深い自然療法医なのである。

かれが鉄血宰相の侍医となる契機は、その次男ヴィルヘルム・フォン・ビスマルクを治療したことによる。不節制な生活態度ゆえに、ヴィルヘルムは若年のころから肥満、脂肪心、ほぼ動けないほどの痛風に苦しめられていた。だが、シュヴェーニンガーは比較的短期間でこのドイツの大政治家の次男の健康を回復したのだ。

シュヴェーニンガーにとても感謝したビスマルク家の人びとがつぎに考えたのは、病床にある父親の治療のことだった。一八八〇年当時、ビスマルクは病魔におかされていた。

白羽の矢を立てられたシュヴェーニンガーはまだ三〇歳になったばかりだった。

暴飲暴食、過労、不健康な生活がたたっていたビスマルクは精根尽き果て、さらには肝臓の痛みが政治の仕事をさまたげていた。

同時代の「学校医学」の高名な医師たちは、痛み止めや睡眠剤を投与することしか頭になかった。たとえばベルリン大学のフリードリヒ・テオドール・フレーリヒス教授（一八一九〜八四）は同時代で評判の専門医であったが、ビスマルクの病状については胃ガンと肝臓ガンをわずらっており、あと半年しか生きられないと診断したという。

そして、ビスマルク本人はある程度自覚していたものの、治療が増大していくにもかかわらず、効果が出ないために、医師たちに対して不信感をいだいていた。

そこに登場したのが、若き自然療法医エルンスト・シュヴェーニンガーである。

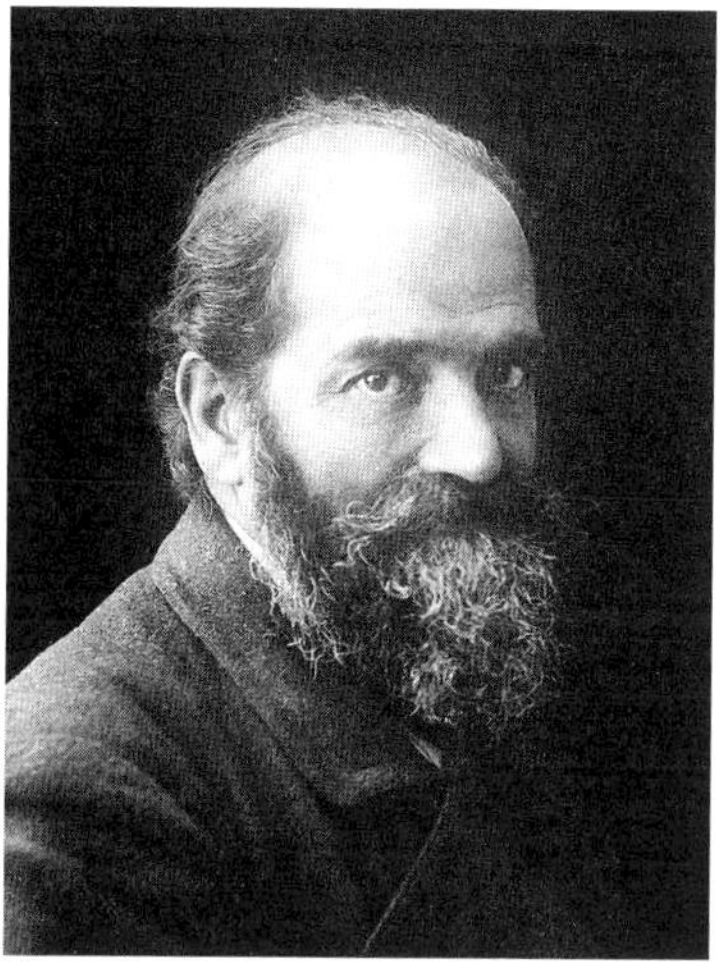

図1　エルンスト・シュヴェーニンガー

ビスマルクを治療する

かれの診断によると、ビスマルクはかなりの確率でガンではない。完全にまちがった食事を摂取しつづけた、体重一五〇キロの脂肪過多の男性であり、睡眠剤を過剰に服用する、過労状態で神経過敏な神経痛患者にすぎない。

シュヴェーニンガーがフレーリヒスとの意見交換の場で語ったのは、かれ自身は診断をしたいのではなく、患者に施術したいのであり、施術のさいには診断そのものにはあまり意味がないということである。

この逸話には「学校医学」と自然療法との発想の差異がよく表れていると思われる。同時代においては、医師の診断は時間をかけずになされるのがふつうで、その診断に応じた薬剤の処方だけを伝えるのが一般的だった。しかもその診断や薬剤は非常に高価であるうえに、現代のように、患者の心情に寄りそうといった配慮などはなかった時代のことである。

これに対して、多くの自然療法医が嫌ったのは、「学校医学」で使用する薬剤とその投与だった。外科での手術や薬剤の投与なしに治療するのが自然療法の基本的な考えかたである。

これまでの医師たちとは異なり、シュヴェーニンガーはこの大政治家を単純かつ自然な脱脂療法で治療しようとした。しかも、ビスマルクのような強烈な個性の男に対してもゆるがない医師としての個性を発揮して、おたがいの信頼関係を構築するところからはじめたのだった。

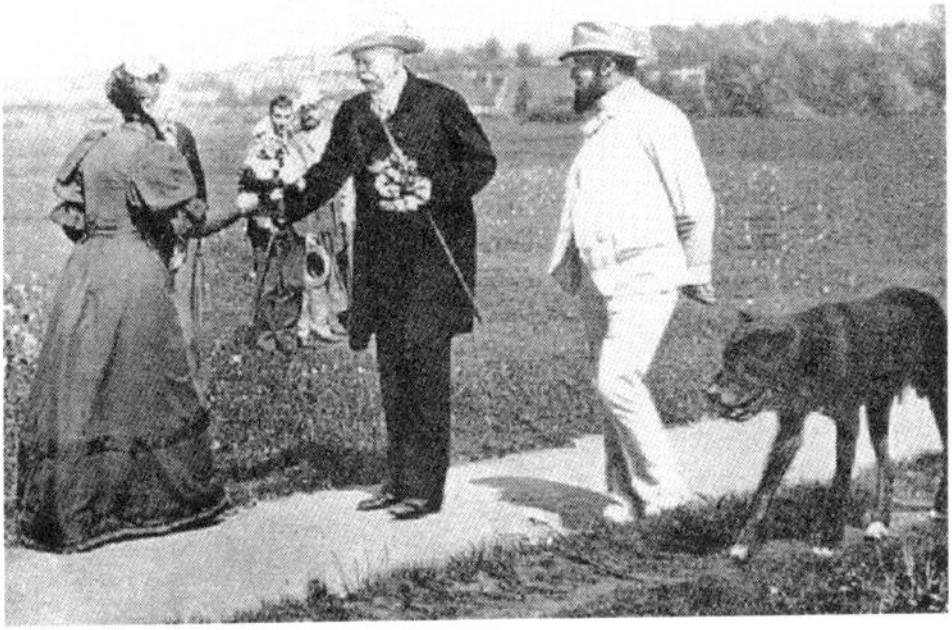
図２　散歩中のビスマルク（中央）につきそうシュヴェーニンガー、バート・キッシンゲンにて、1893年

シュヴェーニンガーは即座に、ビスマルクの毎日の食事量を減らし、とりわけアルコールの摂取量を厳しく制限した。というのも、ビスマルクはアルコール度の高いワインやシャンパンが好きだったからである。くわえて、鎮静剤と睡眠薬の服用を中止するかわりに、温水での部分浴、温湿布、軽いマッサージ、充分に注意しての運動を処方した（図２）。

そして、この侍医が留意したのは、ビスマルクの精神の安静である。この安静こそがかれの健康にとって最も重要だと考えたために、そうした環境づくりにシュヴェーニンガーは腐心している。

シュヴェーニンガーの自然療法が功を奏して、ビスマルクの健康は眼にみえて回復した。これ以後、ビスマルクは一八九〇年に辞職するまでの一〇年間、傑出した政治家として国際外交を主導した。ドイツ・オーストリア・イタリア三国同盟条約締結（一八八二年）、ドイツ・オーストリア・ルーマニア三国同盟成立（一八八三年）など、「ビスマルク体制」と呼ばれた国際外交を成立させたほか、植民地政策（一八八四〜八五年）、さらにはふたりのドイツ皇帝、フリードリヒ三世とヴィルヘルム二世の即位（一八八八年）をおこなった。

「ビスマルク」侯が送っていた生活はきわめて規則的であった。それはシュヴェーニンガーの厳格かつ不断の監督と助言によるものだった。毎日、侯は体を動かし、体操した。あの医師は食事と予防措置によってどんな不規則な行動にも対応した。盛大なレセプションや誕生日パーティにさいして特別な緊張状態が生じるときには、侯はまえもって身体の準備を入念におこなった。幸運だったのは、どんな医師たちともちがって、シュヴェーニンガーがその元気なバイエルン気質とかぎりない忠誠と信頼で、侯が医学的指示に服従するところまでこぎつけたことである。侯は二度目の朝食と昼食のまえに毎日二回、徒歩、馬あるいは自動車で外出した。そして、夜一〇時には規則的に就寝したのである。

（ブラウホレ『自然療法の人物史』の引用による）

これは、ビスマルクが晩年を過ごしたザクセンヴァルトのフリードリヒスルー時代を、歴史学者のカール・マイヤーが伝えたものである。ビスマルクは一八九八年に死去するまでの一七年のあいだ、シュヴェーニンガーの自然療法を信頼しつづけた。これはドイツ政治史の外側にあるビスマルクのエピソードなのだ。

大学での教授職についた自然療法医

バイエルンのオーバープファルツ地方のフライシュタット出身のエルンスト・シュヴェーニンガーは、一八五〇年に名望ある医師の息子として生まれた。一六歳で医学生となり、ミュンヒェン、シュトラースブルク、ウィーンで学んだ。

すなわち、かれもまた当初は「学校医学」をおさめた医師であったが、のちに自然療法医として知られることになったタイプの人物である。

一八七〇年に普仏戦争がはじまると、シュヴェーニンガーも従軍した。イーザル河畔のミュンヒェンの野戦病院や市内の病院でも、二年間の外科の研鑽を積む。戦後の一八七二年に国家試験を受験し、七三年に学位取得、七五年には大学教授資格を取得して、二五歳で病理解剖学の私講師にして、ミュンヒェン大学医学部の病理解剖学教授ルートヴィヒ・

フォン・ブール（一八一六〜八〇）の助手となった。

ミュンヒェン時代のかれは、病理解剖学、実験病理学、モルヒネ中毒とこれを治療する禁断療法の研究に没頭した。そして、恩師のブールが引退するとき、後継者として名があがったのがシュヴェーニンガーであった。

このミュンヒェン大学出身の医師がモルヒネ中毒に詳しかった事実を証明するエピソードが、ビスマルクの回顧録第三巻に掲載されている。

政敵カール・ハインリヒ・フォン・ベッティヒャー（一八三三〜一九〇七）がフリードリヒスルーの邸宅でビスマルクと会談したのちに、ビスマルクがモルヒネの過剰摂取によって政務ができないらしいと、皇帝に伝えたという。「わが皇帝は息子［長男］ヘルベルトにこの事実を問い合わせると、ご自身が耳にしたことをこの息子からシュヴェーニンガー教授に確認するようにいわれて、そんな兆候が皆無であると知ったのである」。

さらに、「この活発な教授は、この中傷の出どころを完全に明らかにするまで話をやめなかった」とも、ビスマルクは記した。

さて、一八八〇年にかれが帝国宰相ビスマルクの病状を改善したのは前項のとおりだが、その栄誉が逆にシュヴェーニンガーを苦境に追いやる結果となってしまう。すなわち、ビスマルクを治療できなかった「学校医学」の医師たちからの猛烈な嫉妬と憎悪を一身に受けることになったからである。

紆余曲折ののちに一八八四年、シュヴェーニンガーはベルリン大学医学部で皮膚病講座担当の准教授として招聘されたが、それはビスマルクの肝いりによるものだった。同時代の高名な病理学教授ルドルフ・ヴィルヒョー（一八二一～一九〇二）を筆頭とする医学部はかれの着任を拒否していたが、学部の自治を超えて、ビスマルクが自身の主治医に教授ポストをあたえたのである。

この人事の複雑さには政治的な事情もある。シュヴェーニンガーと専門が同一の病理学者ヴィルヒョーは医学だけでなく、人類学、民俗学、考古学にも多大に貢献したベルリン大学医学部教授であるが、自由主義左派のドイツ進歩党を設立した党員という政治家の肩書きも有していた。つまり、ビスマルクの政治的対立者でもあった。

とはいえ、シュヴェーニンガーの准教授招聘は、フランツ・シェーネンベルガー（一八六五～一九三三）がベルリン大学で水治療法を専門とする教授職に就任する一九二〇年に先がけること三六年まえのことである。

当然ながら、シュヴェーニンガーは「ビスマルクの恩寵による即製教授」として陰口をたたかれた。同僚たちとの対立をのりこえて、最終的には一八八四年から一九〇〇年までの一六年間、かれは医師ならびに准教授として、シャリテー（ベルリン大学付属病院）の皮膚科診療室を運営したのだった。

グロース・リヒターフェルデの郡病院にて

大学での奉職中に、シュヴェーニンガーはもっとたくさんの種類の患者を治療したいと感じるようになった。それが一九〇〇年に大学での治療に一区切りをつけて、ベルリン近郊、南西に位置するテルトー郡のグロース・リヒターフェルデで新しく建設されたばかりの病院の運営という大任を引き受けた理由である。

この病院はドイツで最初の自然療法病院であって、その院長職に着任するのだ。ところが、新病院開業時にも、シュヴェーニンガーの治療が有害で命の危険もあるといった、悪意ある中傷が流された。だが、いざ開業すると、患者たちはつめかけた。慢性病の患者は受け入れまでに数ヵ月間も待たなければならないほどであった。

この郡病院で採用したシュヴェーニンガーの方針は、外科手術と薬剤の使用を控えること、自然な食餌療法と日光浴、空気浴、冷水浴のコンビネーション、運動、安静、シンプルな滋養、精神的効用などである。

病院臭を除去し、病院内に日光、新鮮な空気、清潔さをいきわたらせて、庭園、空気浴場、運動場と直結するように、病室を拡張した。不必要な騒音を減らし、病床にある患者には外気に触れさせる外気療法をおこなった。

ちなみに、シュヴェーニンガーは食餌療法を処方したが、菜食主義を原則とはしていない。かれがよく処方した水治療法は、腕、足、頭、座位、半身などを浸ける温水での部分浴で、発汗したのちに、湿布、蒸気浴、熱気浴、光線療法（機器による熱と光を人体部位に照射する治療法）などを施術した。ほかにも、体操、スポーツ、園芸、室内工作などの作業療法を処方することも多かった。

五年半におよぶグロース・リヒターフェルデの郡病院におけるシュヴェーニンガーの医療活動に関する興味深いデータが残されている。

かれはその期間の勤務で八三五九名の患者を治療した。肺結核四七九名、急性リューマチ性関節炎二六四名、胃疾患二一九名、ジフテリア二二〇名、猩紅熱《しょうこうねつ》一六五名、心臓病一五五名、梅毒一四一名、淋病一二九名、湿疹一一三名、肺炎一〇四名、丹毒七二名、はしか四五名、乾癬《かんせん》三四名、チフス二七名、百日咳一六名などである。

シュヴェーニンガーはこの一二九名の淋病患者全員も自然療法で治療している。尿道に管を挿入することなく、温水での座浴、温水湿布、食餌療法で施術した。

一六年ものあいだ、ベルリン大学医学部の皮膚科准教授をつとめ、そののち、五年半をグロース・リヒターフェルデの郡病院院長としても在職した（この院長職にあった時期の一九〇二年にベルリン大学医学部の医学史正教授となった)。そして、これらの肩書とはべつに、一七年間、ビスマルクの主治医として、かれの健康管理を一任されていた。

ビスマルクのほかに、かれが治療にたずさわった同時代の著名人は、リヒャルト・ワーグナーの妻コジマと息子ジークフリートの妻ヴィニフリート、当時のドイツ最大の鉄鋼・兵器生産企業クルップ社社長アルフレート・クルップ(一八一二~八七)、ダーウィンの進化論をドイツに紹介した生物学者、哲学者、解剖学者エルンスト・ヘッケル(一八三四~一九一九)、オーストリアのテノール歌手レオ・スレザーク(一八七三~一九四六)などがいる。

七四歳でその生涯を閉じたシュヴェーニンガーは当初、「学校医学」の病理学者として出発したが、最終的には自然療法医として名をなして、ベルリン大学医学部の教授職までついたものの、けっして平坦な歩みではなかった。

「医者とはすなわち、人間に関する術をおこなう者である」とは、シュヴェーニンガーのことばである。手術や薬剤に依存せずに、人間の身体に元来そなわっている自己治癒力を発揮させることによって疾病から回復させる自然療法の「術」を駆使したかれが発するにふさわしいものだろう。

ナチス政権下での自然療法と「新ドイツ医学」

一九三三年一月三十日にアドルフ・ヒトラーが首相になり、ナチスが政権を掌握すると、自然療法を支持する者たちの運動は転機をむかえる。この政権交代に新たな期待を寄せたのは、かれらだけではなく、国民の多くがそうだったことは付記しておきたい。

一九三三年五月発行の自然療法の機関誌『自然療法医』には、有力な自然療法協会が共同で、これらの協会の活動が原則的に承認と助成がなされることへの期待と同時に、全協会員たちが国民政府の責務に対して無条件に協力することを宣言したのだった。

ナチス政府による公衆衛生制度に関する最初の施策は、ドイツの医師を統括する全国医師指導者（Reichsärzteführer）の決定である。指名されたゲルハルト・ワーグナー（一八八八～一九三九）は、ミュンヒェンで医学をおさめ、第一次世界大戦にも従軍した経歴をもつが、一九二九年にはナチスに入党した人物で、ルドルフ・ヘスの主治医でもあった。

全国医師指導者ワーグナーは、一九三三年十月に『ドイツ医師報《エルツテブラット》』第一面を使って、ドイツの医師すべてに対して、いわば挙国一致体制による医師たちの団結を呼びかけたのである。

だが、かれは「学校医学」側の医師であった。それゆえ、自然療法をけっしてこころよく思ってはいなかったのだが、かれの呼びかけによって、自然療法医もふくめたドイツ全土の医師たちがナチスのもとで結束していくことになる。

一例としては、一九三四年十一月にドレスデンで開催された自然療法医協会の大会に、約五〇〇名の自然療法医たちが参集した。会議ではヒトラー、ヘス、ワーグナーに宛てた挨拶の電報が読み上げられた。菜食主義療法医ビルヒャー＝ベナー（第三章参照）と、ハインリヒ・ラーマンのヴァイサー・ヒルシュ・サナトリウムで栄養生理学を研究していたスウェーデン出身の栄養学者ラグナー・ベルグ（一八七三〜一九五六）を名誉会員に任命したほか、閉会時にはヒトラーに向けて「ジーク・ハイル」を三度、連呼したのだった。

そして、全国医師指導者ワーグナーにナチス時代の新しい医療としての確立がはかられたのが「新ドイツ医学」（Neue Deutsche Heilkunde）である。

ヴァイサー・ヒルシュでサナトリウムを運営していたハインリヒ・ラーマンのように、「学校医学」を習得した自然療法医たちの医療活動は、すでに自然療法と「学校医学」の融合をめざした嚆矢であったといえるだろうが、一九二〇年代から自然療法と「学校医学」の統合をめざす運動が医学界内部でも発生していた。

そのような状況下で、「新ドイツ医学」は、自然療法と「学校医学」を統合させた新規の医学の確立をめざして、ナチスの健康政策の一環として推進された。

この「新ドイツ医学」という新しいコンセプトにおいて、それまで相容れないとされていたふたつの医療の融和がはじめて、それも政治的理由によって試行されることになったのである。

ルドルフ・ヘスの菜食主義

ナチス政権下で、自然療法と「学校医学」との関係に大きな変化がおとずれたのだが、その理由のひとつとして、ナチス高官数人が自然療法および生活改革運動を支持したことも大きいと思われる。

たとえば、党首のヒトラー本人がタバコもアルコールもたしなまない菜食主義者であったことを伝える記録が少なからず残っている。最近のものでは二〇一二年に、かつてヒトラーの毒見役だったと公表した高齢女性が、かれの食事が菜食主義で肉がなかったと証言した。

ハインリヒ・ヒムラーもまた、菜食主義者であったことが伝えられており、その侍医は自然療法マッサージ師のフェーリクス・ケルステン（一八九八～一九六〇）であった。ケルステンは戦後に回想録を出版して、著名になった人物である。

ナチス高官と菜食主義や自然療法との関係で異彩をはなつのは、ルドルフ・ヘスである。

第一次世界大戦に空軍士官で従軍し負傷したという経歴のもち主であるヘスは一九二三年のミュンヒェン一揆に参加し、ヒトラーとともにランツベルクに入獄した経歴を有するナチス草創期からの側近で総統代理の地位にあった。

だが、対ソ戦開始直前の一九四一年五月十日、戦闘機で単身渡英して、イギリスとの和平交渉に挑んだが、捕虜となる。戦後のニュルンベルク裁判では終身刑を宣告されて、ベルリンのシュパンダウ刑務所で服役していたが、一九八七年八月にみずから命を絶った。

現在ではネオナチたちの崇拝を受けているというヘスには、生活改革運動と自然療法の支持者としてのエピソードが多く残っている。

第一次世界大戦後のミュンヒェンでの学生時代に禁酒禁煙を実践するようになり、総統代理の一九三〇年代には、ノイローゼの治療にさまざまな自然療法を試していた。また帝国官房に出仕するときには、みずから調理した野菜料理を持参のうえ、再加熱して食していたという。

自然療法ではクナイプ式水治療法を好み、クナイプの伝記や著作を愛読していたヘスは、自然療法の病院を国の助成金で援助した。ヘスお気に入りの自然療法医のひとりは、ヴァレンティン・ツァイルアイス（一八七三〜一九三九）で、リンツ近郊ガルスバッハのサナトリウムで数週間の治療を受けた。

ほかにも、ヘスはホメオパシーに肩入れしていたために、かれの支援によって一九三七年八月にベルリンで第一二回国際ホメオパシー連盟大会が開催された。

もちろん「学校医学」側の医師たちの抵抗もなかったわけではないが、かくして、総統代理ルドルフ・ヘスの恩寵を受けて、自然療法医たちはそれ以前には想像もできなかったほどの確固たる地位を大学病院内に築きはじめた。

つまり、ホメオパシーや自然療法の新学科が、ベルリン、ブレーメン、ハンブルク、ケルン、ミュンヒェン、ニュルンベルク、レックリングハウゼン、シュトゥットガルト、ヴッパータールに誕生していった。

大学側が自然療法を受け入れなければならなくなると、自然療法科を新設できないばあい、「学校医学」のなかでは「生物学」（Biologie）の領域に編入するという措置をとった。自然療法は人間の自然治癒力を活性化する治療法であるために、生物の生命現象を研究する生物学の研究対象となるからである。さらにはもっと分化されると、生物の構成物質や物質代謝などを研究する「生化学」（Biochemie）に属する。

とりわけ、「新ドイツ医学」の花形プロジェクトだったのは、ドレスデンのヨハンシュタット地区の病院が一九三四年に自然療法病院へと改組されて、「ルドルフ・ヘス病院」と改称したことであった。たとえば、ナチス主導による有機農業で生産された野菜が定期的に配給されるなど、ナチス肝いりの病院だった。

そしてこの病院こそ、「新ドイツ医学」のイメージを現実化したものであった。つまり、この病院では教育、研究、臨床がなされたのだが、なによりもナチス的世界観にもとづいた医師育成に主眼がおかれていた。

ちなみに、一九四一年五月上旬にルドルフ・ヘスが単身渡英し、英軍の捕虜になったのちには、ルドルフ・ヘス病院はルドルフ・ヘスの名が削除されて、「フュルステンシュトラーセ病院」となった。さらに、一九三九年に死去した全国医師指導者ワーグナーに謝意を表して、「ゲルハルト・ワーグナー病院」へと改称された。戦後は、旧東独時代やドイツ再統一などの紆余曲折を経過して、現在はドレスデン・カール・グスタフ・カールス大学病院という名称である。

「シュレンツ療法」

自然療法と「学校医学」との融合をめざす「新ドイツ医学」を推進するために、全国医師指導者ゲルハルト・ワーグナーはドイツの医師たちに何度も呼びかけた。

たとえば、一九三七年発行の『ドイツ医師報』第六七号での全国医師指導者ゲルハルト・ワーグナーの談話では、ナチス指導部は「われわれ［医師］が有効かつ正しいと認識したことをすべて、わが国民の健康のために採用する」と述べ、「そのさいには、それが高度な教養を有する大学教授に由来するものか、薬草に精通した小さな老女に由来するものかどうかはまさにどうでもよい」とまで断言した。

このような発言をしてまで確立しようとした「新ドイツ医学」の実態とは、どのようなものであったのだろうか。これを教示してくれる事例が、インスブルックの主婦で母親であったマリア・シュレンツの著作をめぐる顚末だ。

クナイプ療法に刺激を受けた彼女は、子どもたちが病気になったさいに温湿布と水浴を施術して治療した経験をまとめて、『治せないと思えた病気はこのように治療する』という小さな書物を一九三二年に出版した。

だが、この主婦が書いた著作は非常な売れ行きを記録したために、自然療法専門誌『ヒポクラテス』の編集部は当時、この書物に興味深い評価を下した。

すなわち、シュレンツ夫人はなるほど医者ではないが、そうした治療の叙述は「まさに大いに思考するための契機」をあたえる。「新ドイツ医学」の趣旨においては、その種の治療法をおこなうのに躊躇があるとしても、それをじっさいに試そうと提案することは義務であると。そして、専門医による詳細な評価が求められると記事を締めくくった。

一九四四年には、眼科医で自然療法医のヴェルナー・ツァーベル（一八九四〜一九七八）

がシュレンツ夫人の著作を再編集して、かなり長大な論評を追加した。ちなみに、このツァーベルは一九四一年にナチスに入党したのち、四三年にはヒトラーから名目上ではあるが、教授（Titularprofessor）に任命された人物である。

この「シュレンツ療法」は第二次世界大戦中も検証がつづけられたが、すべての専門家たちが肯定的に評価した。ところが、評価者の判断は自然療法の原則にのっとりつつも、体験者のさまざまな経験談に依拠していただけであって、科学的な臨床実験にもとづく検証がなされたことはなかったのだった。

ほかにも、『ヒポクラテス』誌の編集部は、科学的見地からはむしろいかがわしく思われる内容の記事を一九三七年の第六巻に載せている。ダウジングロッド研究者グスタフ・フォン・ポール男爵（一八七三〜一九三八）が一九三二年に発見したと報告している「地球放射」（Erdstrahlen）についてである。

バイエルン北東ニーダーバイエルン地方の村落フィルスビーブルクを歩いたさいに、ガンで死亡した住民たち全員の家屋の下には地下水脈が流れており、「地球放射」の源泉があるのを、ポールが発見したという。

『ヒポクラテス』誌は、この真相解明を「格別に批判的として知られた専門家」に依頼した。だが、その専門家は自然科学者や大学関係者ではなく、なんとテューリンゲン地方のゲーラ市エルンゼー地区の開業医であった。

この開業医の判定は、医療のためにダウジングロッドの性能をさらに検証することを求めるという内容である。このきわめて重要な発見を詐欺、低俗なうそ、夢物語としてもはや無批判に拒絶せずに、実践的な研究によって集積されたこの実証的な器具を実験するための機は熟したと判定したのだった。

こうした事例から理解できるように、ナチス政権が主導する「新ドイツ医学」によって、自然療法が無視できない存在となり、関心が高まったものの、それは政策ゆえのおたがいの歩み寄りでしかなく、自然療法を科学的に検証しようとする動向はなかった。しかも、従来の「学校医学」からはとうてい受容されないような訝《いぶか》しい学説まで取りこもうとせざるをえなかったところに、自然療法を推進する運動家たちの限界があったのである。

自然療法がかかえる問題

たしかに、自然療法の治療が成功した事例も少なくはなかったが、その反面、自然療法医にはペテン師やモグリ医者も多かったのは、まちがいない。

一般の「学校医学」をおさめた医師たちは、多数のモグリ医者たちが、それも無学歴の医師たちが治療行為をおこなっていることをつねに告訴していた。いかさまに法外な報酬を得ている輩がいると非難したり、治療費の安い自然療法に便乗して、高額の代価とひきかえにまったく効能のない治療法を宣伝する者たちを山師として攻撃した。

とはいえ、自然療法医たちを十把ひとからげにしてモグリ医者とするのも、適切ではなかった。前述のとおり、一八九一年におこなわれた大々的な非難は、ドイツ語圏の自然療法協会に属していた二三一名の自然療法医に対してなされたものだが、そのなかには、五八名もの認可された自然療法医がいたのである。

ゼバスティアン・クナイプ司祭やルーイ・クーネのように、非常に著名な自然療法医たちでさえ、「ドイツ無免許治療撲滅協会」や特定の個人によって法廷で告訴された。しかしながら、そうした訴訟は、たいていは無罪判決を受けるために、被告たちの評判に傷をつけることはなかった。

一方で、自然療法の治療がかならずしも成功していたわけではなく、治療上のトラブルも少なくなかったようである。たとえば、一八九一年に自然療法代表者協会（のちにドイツ自然療法医協会に改称）を結成したさいの設立集会で、以下のような提案がなされている。

自然療法医が治療を開始するときに、思っていたような効能がなかったばあいでも、その医師に対して賠償請求や告訴をしないことを、患者に文書で誓約させて、その書面に署名させるという内容であった。

こうした発案がなされること自体が、自然療法医と患者とのあいだで治療をめぐる諍《いさか》いがよくあったという事実の証左である。

だが、こうした問題に解決の糸口をみいだすときが到来する。すなわち、自然療法にどれほど効能があるかを証明する科学的実験が、ナチス政権下でついにおこなわれるのだ。

プリースニッツ・ハウスとシェーネンベルガー

自然療法の検証実験がおこなわれることになった前史として、プリースニッツ・ハウスのことを述べておきたい。

プリースニッツ・ハウスは、運動家たちの尽力によって一九二七年九月に開業された民間の自然療法病院である。ビスマルクの侍医シュヴェーニンガーが院長だったグロース・リヒターフェルデにあるドイツ最初の自然療法病院に続いて、二番目となる。

ちなみに、現在のプリースニッツ・ハウスはドイツ赤十字社が運営する介護老人ホームとして存続している。

もともとは、ベルリンのプリースニッツ連盟内の自然療法協会が、プリースニッツ生誕百周年を祝し、連盟による診療施設創立をめざしたプリースニッツ基金を一八九八年に設立したことに発する。だが、計画はかなわず、寄付を募りつづけ、第一次世界大戦も経過したのちにようやく、ベルリン近郊の南方に位置するブランデンブルク地方のマーローの地にて、一九二六年十月三日に定礎が祝われた。プリースニッツの一二七年目の誕生日前日のことである。

この礎石の碑文には、この病院をプリースニッツ・ハウスと命名することや、プリースニッツのほか、ヤーコプ・ハインリヒ・ロス、テオドール・ハーン、アルノルト・リークリ、ゼバスティアン・クナイプ、ハインリヒ・ラーマンといった自然療法の先駆者たちの遺産を継承する意志が刻まれていた。

そして、この自然療法病院の初代院長となったのが、フランツ・シェーネンベルガー（一八六五〜一九三三）である。

かれは一度、バーデン地方のラインフェルデン近くの小村カルザウで国民学校教師をしていたが、ひとりの自然療法医と出会い、その著作を読んで影響されて、自然療法医をめざした異例の人物で、しかもベルリン大学で最初の自然療法を教える教授となった。

一八九四年にベルリン大学に入学し、最終的には一八九八年にキールで国家試験に合格し、医学博士号を取得した。ブレーマーハーフェン、のちにはブレーメンの病院で医師としての経歴を重ねるが、「学校医学」をおさめても、水治療法を施術するシェーネンベルガーは、やはり冷遇された。

だが、逆境に屈することなく、研究と医療活動をつづけた結果、一九〇七年に自然療法医たちの機関紙『自然療法医』の編集者に抜擢されたほか、一九二〇年にはベルリン大学の自然療法診療所の教授と所長に任命された。さらに、一九二七年九月から二九年四月までの一年半のあいだ、前述のマーローのプリースニッツ・ハウス院長に就任する。

シェーネンベルガーが責任ある大学内での役職に就任し、自然療法を教える最初の大学教授になったとき、すでに五五歳になっていた。かれはベルリン大学の水治療法診療所で水治療法を施術しながら、少なからぬ学生を教え、二五人の博士論文を指導した。

一九二九年四月にプリースニッツ・ハウス院長を退いたのち後任が、その弟子で同僚であったアルフレート・ブラウホレ（一八九八〜一九六四）だ。かれこそはドレスデンのルドルフ・ヘス病院で自然療法の検証をおこなった自然療法医である。

ルドルフ・ヘス病院の自然療法科

アルフレート・ブラウホレは、ナチス時代を生きた自然療法医のなかで最も出世した人物だと思われる。一九二四年に医学博士号を、一九三九年に教授資格を授与されており、「学校医学」もそつなく習得している。

ブラウホレもナチス時代は党員であって、一九四三年にはアドルフ・ヒトラーから教授号を授与されたが、一九四九年に非ナチ化審査がおこなわれた結果、処罰なしの「同調者」という判定であった。

ところで、筆者が大いに参照したのは、このブラウホレによる『自然療法の人物史』（初版一九三七年）が一九五一年に加筆再版された増補版だが、そのなかで、プリースニッツ・ハウス院長に就任しておこなった仕事について、かれはつぎのように概括している。

> わたしはビルヒャー＝ベナー様式の未調理食を導入し、プリースニッツとクナイプの様式での冷水治療、シュヴェーニンガーとヴィンシュ［ヴィルヘルム、一八六三〜一九四五］の様式での温熱療法、リークリとラーマンの様式での空気浴・日光浴療法をおこない、テオドール・ハーンが生み出した自然療法の原則を順守してきた。限定された範囲ではあったが、シュロート療法もマーローで実施された。くわえて、断食療法が主軸だった。マッサージと体操も、ベルリン大学診療所での慣例と同程度になされていた。

この引用は、ブラウホレがその歴史をまとめることができるほどに自然療法に精通しており、それをプリースニッツ・ハウスで実践できる能力があったことを伝えている。

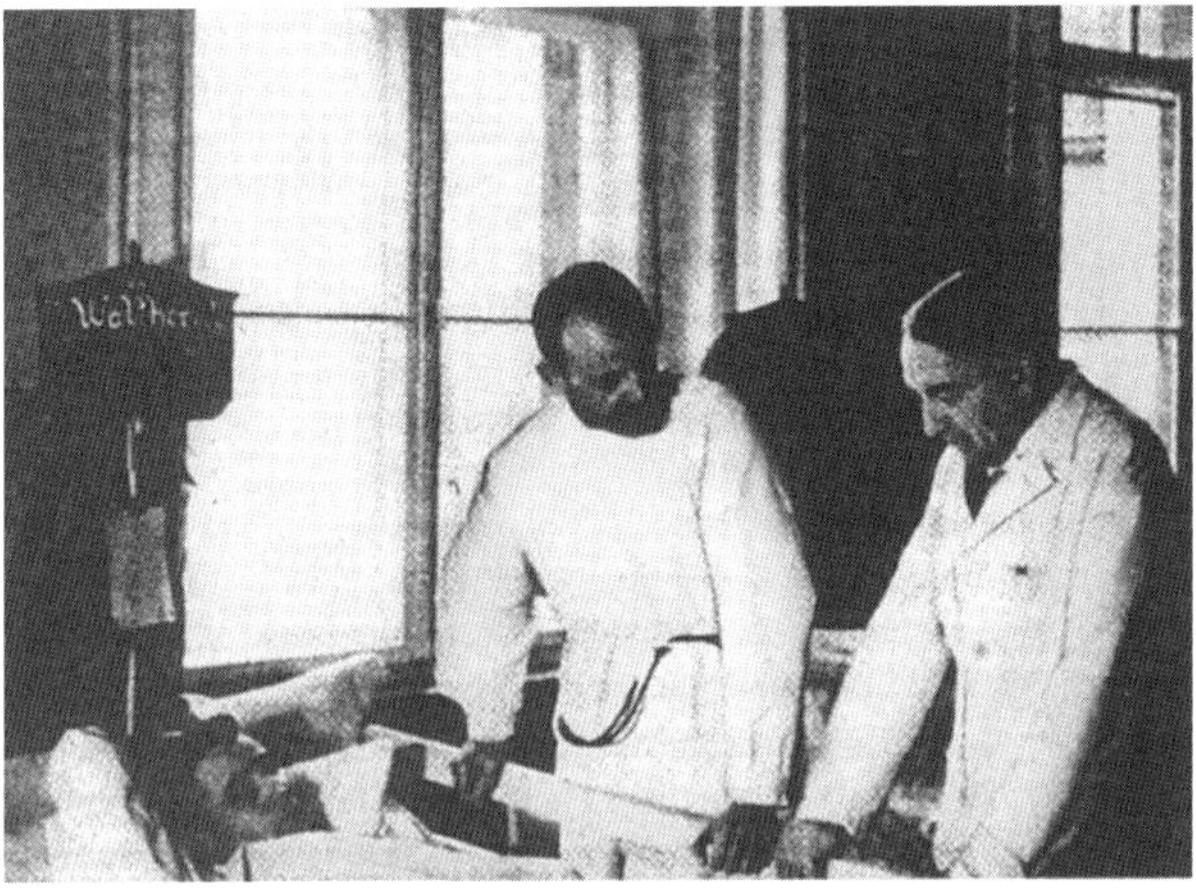

図3　ルドルフ・ヘス病院で共同回診中のブラウホレ（左）とグローテ

とはいえ、かれがその院長であったのは一九三四年秋までである。というのも、ドレスデンのルドルフ・ヘス病院に招聘されたからだ。

一九三四年十月に改組されたルドルフ・ヘス病院は約一二〇〇人の患者の受け入れが可能で、内科、自然療法科、外科、小児科、眼科、レントゲン科、病理学科があった。その内科科長がルーイ・ラドクリフ・グローテ教授（一八八六〜一九六〇）で、自然療法科科長がブラウホレであった（図3）。そして、このふたりの教授によって、「新ドイツ医学」のコンセプトである自然療法と「学校医学」の統合《ジンテーゼ》が試されることになったのだった。

とはいえ、一九一二年にベルリン大学で

医学博士号、一九一八年にハレ大学で教授資格を取得したグローテだが、生粋の「学校医学」の人間ではなかった。ヴァイサー・ヒルシュにあるハインリヒ・ラーマンのサナトリウムで主任医師をしていたほか、自然療法誌『ヒポクラテス』の編集協力もしていたという経歴のもち主だったからである。

一方のブラウホレは、シェーネンベルガーの愛弟子にして、自然療法病院プリースニッツ・ハウス元院長で、ビスマルクの侍医エルンスト・シュヴェーニンガー以来の大学付属病院での自然療法の中心人物であった。

一九三五年五月、親交を深めるために、このふたりが旅行したのは、リーゼンゲビルゲ（現ポーランドのクルコノシェ山脈）のブリュッケンベルクである。「ブリュッケ」（Brücke）とは「橋」の意で、その名にあやかるために選ばれた目的地なのだが、のちに共著を出版するほどの協力体制を築くことになった。

第二次世界大戦後に、ルドルフ・ヘス病院での自然療法の研究のことを、ブラウホレは『自然療法の人物史』でふりかえっている。

いずれにしても、われわれがドレスデンで自然療法を科学的に検証するという大いなる実験に挑戦し、約一〇年間この使命に誠実に奉仕したことは永久の事実である。残された成果はわれわれの見解と過程の正当さを証明している。わたしの記憶に残るドレスデンはいわば金鉱であった。われわれにはいくつかの高価な金脈の採掘を許されていたにもかかわらず、第二次世界大戦の爆弾の雨が降りそそいで、ふたたび埋められてしまった。わたしは医師の理性と良心に全幅の信頼を寄せているので、われわれの実験が適切な時期に、おそらくはほかの国で再開されて、幸福な結末にたどりつくことを望んでいる。

自然療法の検証実験を「金鉱」だったとみずから評するほど、自然療法の効能を究明する千載一遇の機会であったことが、後年のブラウホレの回想から伝わってくる。とはいえ、大戦が開始されたゆえに中断される運命にあった、自然療法医アルフレート・ブラウホレ畢生の実験結果は、いかなるものだったのだろうか。

自然療法の臨床実験

ふたりは共同でルドルフ・ヘス病院のブラウホレの医科内に共同研究病棟を設置したが、その専属医師はグローテの内科から配置するといった措置は、相互に監視するような体制であり、不協和音をいまだ拭いきれなかったことを示している。

自然療法の伝統に詳しいブラウホレがこだわったのは、「学校医学」の化学薬剤を使用しない治療である。かれは当初、「治療土」という治療効果があるとされる土や「ヘンケンハーゲン海水」といった自然の手段のみを使用した。ヘンケンハーゲン（ポーランド語でウストロニエ・モルスキエ）は、現ポーランド西部のバルト海沿岸の海水浴場で、十九世紀後半には評判のよい自然療法医が治療していたために、患者が多くおとずれたという療養地の海水である。

鍼療法、ホメオパシー、生化学、薬草による植物療法などの慣例的でない治療法はひとしく使用しなかった。ブラウホレは有名な自然療法サナトリウムを範例にして、自身の研究領域を策定した。さらに、好天の日には空気浴や日光浴ができるように、空気・日光浴場四ヵ所を準備した。その一方では、中庭で、患者たちは完全な裸体で過ごしたり、軽装での運動療法やマッサージ療法がおこなわれた。

とりわけ、ブラウホレが究明したかったのは、化学的・人工的薬剤の不要性であるため、それを断食療法と未調理菜食主義の食餌療法で証明しようとした。

一九四〇年にかれの助手が出版した糖尿病患者のインシュリン治療に関する科学的成果は、ブラウホレの研究の実態を知るうえできわめて興味深い。

この著者が記したところでは、高い血糖値それ自体は不幸ではなく、無条件に治療が必要というわけではない。同様に、尿に糖がふくまれていることも問題視するものではなく、高価なインシュリンの使用を必要としないと、一貫して主張している。塩基の豊富な生野菜食による血液の「アルカリ化」こそが、はるかに重要だと述べた。

糖尿病とは、膵《すい》臓から分泌されるインシュリンが不足したり、その作用が低下すると、血液中のブドウ糖濃度である血糖値が高まった結果、身体に種々の障害が生じる疾病である。このインシュリンは、患者の身体に直接、注射することで死亡を防ぐ有効な手段で、その発見者と発見時期については諸説あるものの、インシュリンの発見にはすでに一九二三年にノーベル生理学・医学賞が授与されていた。

くわえて、ブラウホレの弟子の論文には、循環不全の患者一五六名を自然療法で治療した成果が記載されている。循環不全とは、血液循環が正しくなされていないために、臓器の機能不全が生じている状態のことで、全身に充分に血液を送り出せない状態が心不全である。

かれらはだれひとりとして強心作用のあるジギタリス調剤を処方されていなかった。六九件の事例では、自然療法によって循環機能が完全に復調することはなく、二九名の患者が死亡している。

ジギタリス調剤は心不全に対して薬効があり、十八世紀後半にイギリスの医師ウィリアム・ウィザリング（一七四一～九九）が強心剤としての効能を発表した。ジギタリス調剤は心筋の収縮力を増大させて、弱っている心臓の機能を改善させる薬剤である。

それゆえ、糖尿病と循環不全に対する自然療法のはかばかしくない治療結果から、その効能があると判定できないという結論に到達せざるをえなかった。

ブラウホレ自身も、こうした結果を正しく認識しようとはしなかった。のちに、数百の事例を同時に並行して検査することによっておそらく、強心剤ストロファンチンに対する断食療法の優位を証明できるだろうと推測することにとどまった。

とはいえ、ブラウホレは、化学薬剤を使用しないという自然療法の立場を貫徹することがもはや不可能だという苦い経験をしなければならなかった。十九世紀前半のヤーコプ・ハインリヒ・ロス、おなじく中期のテオドール・ハーン、二十世紀初頭のエルンスト・シュヴェーニンガーが活躍した時代ではなかった。その当時であれば、化学薬剤のさまざまな特効薬はいまだ存在しなかった。

しかしながら、二十世紀も三〇年以上が過ぎたブラウホレの時代では、化学薬剤の発見と実用化が著しく進んでいた。インシュリンは糖尿病の治療に大きな効果を発揮し、ジギタリス調剤やストロファンチンは多数の事例で重症の心臓病患者の治療に役立った。

一九三二年に、病理学者・細菌学者ゲルハルト・ドーマク（一八九五～一九六四）が細菌感染症に対する化学療法剤であるサルファ剤につながる発見をすると、微生物感染症に対する抗菌薬は飛躍的に発展していく。

一九四三年に発見された抗生物質ストレプトマイシンとの併用で、結核治療に高い効能を発揮する特効薬イソニアジドを一九五一年に発見するのも、このドーマクであった。戦後には、結核治療に対する抗結核薬による化学療法が確立されると、自然療法は完全に太刀打ちできなくなってしまう運命にあった。現在、抗結核薬は一〇種以上存在している。

ここにいたって、ブラウホレもまた、ほかの治療法とのコンビネーションによって、自然療法の正当性が証明されるということをもはや理解せざるをえなかった。ルドルフ・ヘス病院の内科側からの度重なる調停によって、インシュリン、ストロファンチンなどの生死にかかわる医薬品を自然療法科でも使用することを、かれは心ならずも承認したのだった。

その一方で、ルーイ・ラドクリフ・グローテの内科でも無数の臨床実験が開始されていた。一九三六年四月のヴィースバーデンでの内科医と自然療法医の合同会議で、グローテは肺炎、関節リューマチ、気管支ぜんそく、胃潰瘍、腸潰瘍、肝硬変の症例における成功を報告したが、目覚ましい成果といえるのは、肺炎の治療のみであった。

このばあい、五〇人の患者に自然療法の治療が試みられたが、その治療内容はすでに自然療法サナトリウムで確立された有名な治療法に依拠したものにすぎなかった。そのうえ、自然療法で治療された患者四人が死亡しているのにもかかわらず、それをグローテは成功例として書き換えたのだった。

ほかの治験においても、すぐれた成果はなかったために、一九三八年にグローテは原因を共同研究病棟内の病床数の少なさに帰した。そして、まずは自然療法の施術結果の信頼ができる評価を提出できるようになるまでは、まだ時間が必要であり、さらには生物学と自然療法は同価値であるのか、どちらかが優勢であるのかを統計的に証明するには、多くの病院での数年間におよぶ協力が必要であると、説明するしかなかった。

ところが、一九三九年九月にドイツのポーランド侵攻ではじまった戦争が、この実験の継続をはばんだ。

ルドルフ・ヘス病院での科学実験の成果に関する年次報告が上梓されたのは一九四〇年が最後となり、ついに一九四三年にはアルフレート・ブラウホレの自然療法科は解散が決定して、グローテの内科に編入された。

ブラウホレは、自身の著作で「大いなる実験」と呼んだ自然療法の臨床実験の打ち切りに深く落胆した。「学校医学」と自然療法の統合という目的のために、たくさんの例外的措置を受けた機会が無駄に終わったことを理解したのだ。

　だが、みずからが没頭したこの実験そのものに対しては、自然療法の歴史を概観して、「無私の真理を探究するために、ある国家が資金を投入したという、自然療法の歴史のなかでただ一度の例であった」と、『全科医の自然療法』（一九四三年）に記したのだった。

あとがき

病気になりたくて、病気になる人はいない。

病気の苦しみは、おなじ病気に苦しんだ人がいちばんよく知っている。苦しんだのちに病気が治癒した人は、その病気に苦しんでいる人を放っておけないのだ。

著名な自然療法医には、みずからも持病に苦悩した人物が多いのは、そういう篤志の人びとだからだと思う。

幼少時には、筆者もぜんそくに苦悶した体験があるのだが、小学校高学年時には減感作療法のために、二年間通院したことがある。この治療法の起源となったホメオパシーや自然療法について書くことになったのは奇縁に感じている。

本書の半分ほどを書いたのは、まさしく新型コロナウイルス感染症拡大防止のためにさまざまな自粛が要求された時期で、緊急事態宣言下もふくめた数ヵ月だった。許されるのは散策のみという状況にあって感じたのは、自然療法でなされていることの重要さである。

フィットネスジムが休館してしまうと、非常に困惑してしまった。野外での身体運動はジョギングだけで、プールや海での水浴もできず、近距離での人間的な会話もはばかられて、ずっと屋内や室内にいなければならない。自然療法では、野外にいることおよび屋外での運動は最も重要な施術であるのだが、これができないのだ。

多くのメディアでは、コロナ禍での健康維持に関して取りあげていた。毎日の散歩で日光に当たること、定期的な運動を推奨しているほか、外出しなくなったゆえの不規則な生活を正すことや増大した飲酒量の節制が列挙されていた。

読者諸氏にはすでにおわかりであろうが、こうした規則正しい生活習慣による健康維持という考えかたは自然療法の発想に由来している。われわれの生活にはすでに自然療法の思想が根づいており、それが健康維持に効果的であることが自明になっているといえよう。

とはいえ、筆者の健康が自然療法的な発想の医学によってのみ維持されているわけではないこともお伝えしておきたい。

幼少時に比較すると、ぜんそくの治療法や予防薬も非常に進歩していて、筆者のばあい、それほど重度のものではないため、日常的に服用してはいないのだが、気候の変化や仕事のストレスその他でどうしても、軽度だが発症するときがある。そのときに頼りにするのはいくつかの薬剤であって、一時間もすると、睡眠がとれるほどにずいぶんと楽になる。

すなわち、自然療法をテーマとした本書を執筆した筆者であるが、近代医学の恩恵を充分に受けているし、それに感謝していることは明記しておきたい。

自然療法全般に関する文献は膨大に存在するものの、限られた紙数では記述できる内容にどうしても制限があった。しかしながら、自然療法をめぐる歴史と文化、著名な自然療法医たちの治療方法と小伝を、筆者としては可能なかぎり過不足なく書き記したつもりである。とはいえ、そうした方針ゆえにおそらく、読者各位が必ずしもご満足いただけない部分もあろうかと勘案するが、どうかご容赦いただければと懇望するところである。

最終章ではナチス時代の自然療法について言及した。二十世紀前半のドイツのことを書こうとすると、ナチスとの関連に言及しないわけにはいかないのだが、一方ではこれを記述していることは、本書のセールスポイントのひとつとなっていると思われる。

たとえば、本文では記述しなかったが、ユダヤ人の自然療法医エーミール・クライン（一八七三〜一九五〇）のことをここに書いておきたい。

オーストリア・ハンガリー帝国のライヒェンベルク（現在はチェコのリベレツ州の州都リベレツ）で生まれたエーミール・クラインは、一八九八年にプラハ大学で医学位を取得した。医師として経歴を重ねたのち、一九〇〇年からはベルリンのシャリテーでビスマルクの侍医エルンスト・シュヴェーニンガーの助手医師をつとめた。一九〇七年には食餌療法医となり、二年後には教授職にもついた。一九二三年からイェーナ大学に移り、自然療法の教授になった。

だが、一九三三年にナチス政権が誕生すると、ユダヤ人ゆえに大学を去らざるをえなくなり、開業医となった。迫害されながらも、イェーナにとどまっていたが、一九四二年には妻とともにテレージエンシュタットの強制収容所に追放されてしまった。

一九四五年に赤軍がこの強制収容所を解放したとき、クラインの妻はすでにこの世にいなかった。かれは戦後にイェーナでふたたび暮らしたが、一ゼメスター（半期）だけ自然療法の講義を担当したこともある。一九五〇年にヴァイマルで死去、現在はエアフルトのユダヤ人墓地に眠っている。

ナチス時代の自然療法については既述したとおりであるが、本文中では言及できなかったために、ナチス時代の自然療法医をめぐる爪痕の一例として、あとがきに記しておくしだいである。

ナチス時代の自然療法に関する記述にくわえて、もうひとつの本書の特徴としては、現在のクナイプ修道院の療養施設、ドイツ・クラインガルテン博物館、ヴァイサー・ヒルシュ療養所跡についての記事や写真を収録していることである。

二〇一八年と一九年の夏季休暇期間にドイツでの調査や資料収集をおこなったが、本書に関する取材をかねて、バート・ヴェーリスホーフェン、ライプツィヒ、ドレスデンを訪問できた。それゆえ、現地での貴重な写真を少なからず収録できたことは、本書のアピールポイントである。

そして、自著の宣伝となって非常に恐縮であるが、自然療法と関連が深い生活改革運動とその文化史に関心をもたれた読者の方には、多少とも本書の内容と重なる部分があるものの、拙著『踊る裸体生活――ドイツ健康身体論とナチスの文化史』(勉誠出版)、『裸のヘッセ――ドイツ生活改革運動と芸術家たち』(法政大学出版局)をご一読いただけると、幸いはなはだである。

本書はこちらからお願いして、ちょっとした紆余曲折があったのちに執筆させていただくことになったのだが、それにもかかわらず、遅々とした執筆作業ゆえに、担当者の濱下かな子さんには、いろいろご心配とご迷惑をおかけしてしまった。

ほかの仕事の校正作業がたまたま重なったり、緊急事態宣言が発令されたりした時期のことである。本書をご担当いただいた濱下さんには衷心よりお詫び申し上げるのと同時に、あの状況下でもしっかりと原稿をみていただいたことに、ここにあらためて深謝申し上げます。そののちに、ひきつづき本書上梓までご担当してくださったのは、進藤倫太郎さんである。詳細に拙稿のチェックをしていただいた進藤さんにも、おなじく感謝の意を表します。

個人的には、はじめての新書を書かせていただけたことをとてもうれしく思っています。

二〇二一年二月二日

森貴史

主要参考文献一覧

日本語文献

秋吉嘉範「陸上競技人の思想と背景に関する研究（1）——金栗四三のマラソン思想と人生背景」『体育・スポーツ哲学研究』Vol.6/7、一九八五年、三七〜四三頁
飯田洋介『ビスマルク——ドイツ帝国を築いた政治外交術』中公新書、二〇一五年
石橋武彦『シュレーバーの心身に対する教育』山文社、一九八六年
小川鼎三『医学の歴史』中公新書、一九六四年
ミシェル・オンフレイ（幸田礼雅訳）『哲学者の食卓——栄養学的理性批判』新評論、一九九八年
梶田昭『医学の歴史』講談社学術文庫、二〇〇三年
ミヒャエル・H・カーター（森貴史監訳）『SS先史遺産研究所アーネンエルベ——ナチスのアーリア帝国構想と狂気の学術』ヒカルランド、二〇二〇年
櫻井淳子『ピラティスバイブル——創始者J・H・ピラティスの信念と哲学、そして真髄』現代書林、二〇一八年
佐藤隆房『宮沢賢治』（改訂増補版第五版）冨山房、一九七〇年
モートン・シャッツマン（岸田秀訳）『魂の殺害者——教育における愛という名の迫害』草思社、一九七五年

ダーニエール・パウル・シュレーバー（尾川浩ほか訳）『シュレーバー回想録——ある神経病患者の手記』平凡社、一九九一年
種村季弘『パラケルススの世界』青土社、一九八六年
東京都美術館、豊田市美術館、朝日新聞社（編）『クリムト展——ウィーンと日本一九〇〇』朝日新聞社、二〇一九年
二宮陸雄『知られざるヒポクラテス——ギリシャ医学の潮流 医学史探訪』篠原出版、一九八三年
服部伸『ドイツ「素人医師」団——人に優しい西洋民間療法《ホメオパティー》』講談社選書メチエ、一九九七年
服部伸『近代医学の光と影』山川出版社、二〇〇四年
ジョセフ・H・ピラティス（武田淳也監訳・編著）『Return to Life Through Contrology ——ピラティスで、本来のあなたを取り戻す！』現代書林、二〇一〇年
藤原辰史『ナチス・ドイツの有機農業——「自然との共生」が生んだ「民族の絶滅」』柏書房、二〇〇五年
ジークムント・フロイト（渡辺哲夫訳）「自伝的に記述されたパラノイアの一症例に関する精神分析的考察〔シュレーバー〕」『フロイト全集一一』岩波書店、二〇〇九年、九九～一八七頁
宮田眞治、畠山寛、濱中春編著『ドイツ文化55のキーワード』ミネルヴァ書房、二〇一五年
森貴史『踊る裸体生活——ドイツ健康身体論とナチスの文化史』勉誠出版、二〇一七年
森貴史『裸のヘッセ——ドイツ生活改革運動と芸術家たち』法政大学出版局、二〇一九年
吉田真『ワーグナー』音楽之友社、二〇〇五年
ウルリヒ・リンゼ（奥田隆男、八田恭昌、持田幸男訳）『ワイマル共和国の予言者たち——ヒトラーへの伏流』ミネルヴァ書房、一九八九年

『ＮＨＫ大河ドラマ・ガイド　いだてん 前編』ＮＨＫ出版、二〇一九年

欧文文献

Averbeck, Hubertus: *Von der Kaltwasserkur bis zur physikalischen Therapie. Betrachtungen zu Personen und zur Zeit der wichtigsten Entwicklungen im 19. Jahrhundert*. Bremen (Europäischer Hochschulverlag) 2013.

Baacke, Frank / Hildebrand / Caterina, Pfordte, Miriam: *150 Jahre StadtErnte. Zur Geschichte der Schrebergärten*. Deutsches Kleingärtnermuseum in Leipzig e.V. (Leipzig) 2014.

Bermbach, Udo: *Richard Wagners Weg zur Lebensreform. Zur Wirkungsgeschichte Bayreuths*. Königshausen & Neumann (Würzburg) 2018.

Betz, Isa M.: *Wörishofen wird Weltbad. Dr. Alfred Baumgarten 1862-1924. Sebastian Kneipps Badearzt*. Weißenhorn (Anton H. Konrad) 2011.

Brauchle, Alfred: *Die Geschichte der Naturheilkunde in Lebensbildern*. Stuttgart (Reclam) 1951.

Buchinger, Otto: *Das Heilfasten und seine Hilfsmethoden als biologischer Weg*. 26., akutualisierte Aufl. Stuttgart (Karl F. Haug) 2018.

Dewey, Edward Hooker: *Die Fastenkur und Morgenfasten*. Übersetzt von Dr. med. S. Möller. 3. Aufl. Berlin (Otto Salle) 1922.

Fritzen, Florentine: *Gesünder Leben. Die Lebensreformbewegung im 20. Jahrhundert*. Stuttgart (Franz

Steiner) 2006.

Helfricht, Jürgen: *Friedrich Eduard Bilz. Naturheiler, Philosoph, Unternehmer*. Radebeul (NOTschriften) 2012.

Heyll, Uwe: *Wasser, Fasten, Luft und Licht. Die Geschichte der Naturheilkunde in Deutschland*. Frankfurt, New York (Campus) 2006.

Hlade, Josef L.: *Auf Kur und Diät mit Wagner, Kapp und Nietzsche. Wasserdoktoren, Vergetarier und das kulturelle Leben im 19. Jahrhundert*: *Von der Naturheilkunde zur Lebensreform*. Stuttgart (ibidem) 2015.

Jutte, Robert: *Geschichte der Alternativen Medizin. Von der Volksmedizin zu den unkonventionellen Therapien von heute*. München (C. H. Beck) 1996.

Kerbs, Diethart / Reulecke, Jürgen (Hrsg): *Handbuch der Deutschen Reformbewegungen 1880-1933*. Wuppertal (Peter Hammer) 1998.

Kneipp, Sebastian: *Meine Wasserkur. So sollt ihr leben. Die weltberühmten Radgeber in einem Band*. Stuttgart (TRIAS) 2018.

Křížek, Vladimík: *Kulturgeschichte des Heilbades*. Edition Leipzig, Stuttgart, Berlin, Köln (W. Kohlhammer) 1990.

Kuhne, Louis: *Die neue Heilwissenschaft. Ein Lehrbuch und Ratsgeber für Gesunde und Kranke*. Bietigheim/Württ. (Turm) 1966.

Kuhne, Louis: *Gesichtsausdruckskunde. Lehrbuch einer neuen Untersuchungsart zum Erkennen der Krankheitszustände mit 63 Original-Abbildungen auf Grund eigener Forschungen und Entdeckungen von*

Louis Kuhne. Bietigheim/Württ. (Turm) ohne Jahresangabe.

Lange-Kirchheim, Astrid: Nachrichten vom italienischen Hungerkünstler Giovanni Succi. Neue Materialien zu Kafkas "Hungerkünstler". In: *Freiburger literaturpsychologische Gespräche. Jahrbuch für Literatur und Psychoanalyse*. Bd. 18: Größenphantasien. Würzburg (Königshausen & Neumann) 1999, S. 315-340.

Pringnitz, Horst: *Wasserkur und Badelust. Eine Badereise in die Vergangenheit*. Leipzig (Koehler & Amelang) 1986.

Rauch, Erich: *F. X. Mayr: Blut- und Säfte-Reinigung: Das Basisbuch zur Milden Ableitunsdiät: Rundum gesund durch tiefe Entschlackung*. Stuttgart (Haug) 2005.

Schmiedel, Volker / Augustin, Matthias (Hrsg.): *Leitfaden Naturheilkunde. Methoden, Konzepte und praktische Anwendung*. 7. Aufl. München (Elsevier), 2017.

Schötz, Susanne (Hrsg.): *Geschichte der Stadt Leipzig*. Bd. 3, Leipzig (Leipziger Universitätsverlag) 2018.

Stange, Rainer / Leitzmann, Claus (Hrsg.): *Ernährung und Fasten als Therapie*. 2., vollständig aktualisierte Aufl. Heidelberg, Berlin (springer) 2018.

Wagner, Richard: *Mein Leben*. CreateSpace 2015.

Wagner, Richard: Offenes Schreiben an Herrn Ernst von Weber, Verfasser der Schrift: ‚Die Folterkammern der Wissenschaft'. In: Ders: *Sämtliche Schriften und Dichtungen*. Bd. 10, Leipzig (E. W. Fritzsch) 1883, S. 251-271.

Wagner, Richard: Religion und Kunst. In: Ders: *Sämtliche Schriften und Dichtungen*. Bd. 10, Leipzig (E. W. Fritzsch) 1883, S. 273-324.［山地良造訳、『宗教と芸術』、三光長治監修『ワーグナー著作集』第五巻、

第三文明社、一九九八年、一九一～二六八頁〕

参考ＵＲＬ

https://www.bad-woerishofen.de/
https://www.kneipp.jp/
https://bawue.museum-digital.de/index.php?t=objekt&oges=29128

図版出典

はじめに

図1　ケラー佑子撮影

第一章

図1　https://de.wikipedia.org/wiki/Samuel_Hahnemann

図2　https://de.wikipedia.org/wiki/Christoph_Wilhelm_Hufeland

第二章

図1　https://de.wikipedia.org/wiki/Vincenz_Prie%C3%9Fnitz

図2　Pringnitz, 1986, S. 187.

図3　Heyll, 2006, S.16.

図4　https://de.wikipedia.org/wiki/Saline_Luisenhall

図5・6　https://de.wikipedia.org/wiki/Sebastian_Kneipp

図7　Pringnitz, 1986, S. 192.

図8～17　著者撮影

第三章

図1　Heyll, 2006, S.36.
図2　https://de.wikipedia.org/wiki/M%C3%BCsli
図3　https://de.wikipedia.org/wiki/Max_Bircher-Benner
図4　https://en.wikipedia.org/wiki/Johann_Schroth
図5　https://de.wikipedia.org/wiki/Fidus
図6　著者撮影

第四章

図1　Heyll, 2006, S.69.
図2　https://accademiadegliincerti.wordpress.com/2014/06/08/la-storia-infelice-del-profeta-diefenbach/
図3　https://blog.dorotheum.com/de/treffen-sich-gustav-klimt-und-emilie-floege-am-attersee/
図4　https://en.wikipedia.org/wiki/Isadora_Duncan

第五章

図1　https://de.wikipedia.org/wiki/Moritz_Schreber
図2　石橋武彦『シュレーバーの心身に対する教育』山文社、一九八六年、一一頁
図3〜11　著者撮影

第六章

図1　著者撮影
図2　Brauchle, 1951, S. 296.
図3　https://www.descoperalumea.net/baile-lui-kuhne-o-metoda-de-vindecare-fara-medicamente-si-fara-interventii-chirurgicale-jurnalul-unui-pacient-vindecat/
図4　著者撮影
図5　https://de.wikipedia.org/wiki/Heinrich_Lahmann
図6〜8　著者撮影
図9　https://de.wikipedia.org/wiki/Friedrich_Eduard_Bilz
図10　Helfricht, 2012, S. 59.
図11　Helfricht, 2012, S. 101.
図12　Helfricht, 2012, S. 69.

第七章

図1・2　https://de.wikipedia.org/wiki/Ernst_Schweninger
図3　Heyll, 2006, S.250.

【著者】
森貴史（もり たかし）
1970年、大阪府生まれ。Dr. phil.（ベルリン・フンボルト大学）。現在、関西大学文学部（文化共生学専修）教授。専門はドイツ文化論。著書に、『〈現場〉のアイドル文化論――大学教授、ハロプロアイドルに逢いにゆく。』（関西大学出版部）、『裸のヘッセ――ドイツ生活改革運動と芸術家たち』（法政大学出版局）、『踊る裸体生活――ドイツ健康身体論とナチスの文化史』（勉誠出版）、監訳にミヒャエル・H. カーター『SS先史遺産研究所アーネンエルベ――ナチスのアーリア帝国構想と狂気の学術』（ヒカルランド）などがある。

平凡社新書969

ドイツの自然療法
水治療・断食・サナトリウム

発行日――2021年3月15日　初版第1刷

著者――森貴史
発行者――下中美都
発行所――株式会社平凡社
東京都千代田区神田神保町3-29　〒101-0051
電話　東京（03）3230-6580［編集］
　　　東京（03）3230-6573［営業］
振替　00180-0-29639
印刷・製本―株式会社東京印書館
DTP――株式会社平凡社地図出版
装幀――菊地信義

ISBN978-4-582-85969-0
NDC分類番号492.5　新書判（17.2cm）　総ページ264
平凡社ホームページ　https://www.heibonsha.co.jp/